Behandelingsstrategieën bij forensisch-psychiatrische patiënten

Behandelingsstrategieën bij forensisch-psychiatrische patiënten

Redactie:

prof. dr. C. de Ruiter
dr. mr. M. Hildebrand

tweede, herziene druk

CURE & CARE DEVELOPMENT

Bohn Stafleu van Loghum
Houten 2005

ISBN 90 313 4566 0
NUR 777

Ontwerp omslag: Zeven Zomers. Art Eelko van Iersel

Eerste druk 1999
Tweede druk 2005

Bohn Stafleu van Loghum
Het Spoor 2
Postbus 246
3990 GA Houten

www.bsl.nl

Distributeur in België:
Standaard Uitgeverij
Belgiëlei 147a
2018 Antwerpen

www.standaarduitgeverij.be

Inhoud

Ten geleide

Sinds de publicatie van de eerste druk van *Behandelingsstrategieën bij forensisch-psychiatrische patiënten* in 1999 heeft de forensische sector in Nederland een relatief sterke ontwikkeling doorgemaakt. In de eerste plaats is er de toegenomen behandelcapaciteit. Het aantal TBS-plaatsen is flink uitgebreid, onder andere door de vestiging van nieuwe forensisch-psychiatrische klinieken (FPK's) en forensisch-psychiatrische afdelingen (FPA's). Ook het ambulante behandelaanbod is toegenomen: in veel grote en middelgrote steden in Nederland is inmiddels een forensische poli- en dagkliniek gevestigd, en het aantal ambulante verrichtingen neemt jaarlijks toe. Dezelfde ontwikkeling zien we in de forensische jeugdpsychiatrie.

Een tweede ontwikkeling is dat de sector een serieus begin heeft gemaakt met het streven naar *evidence-based practice*. Onder leiding van het Trimbos-instituut zijn door het forensische veld drie basiszorgprogramma's voor drie doelgroepen forensische patiënten ontwikkeld, en deze programma's dienen de komende jaren met behandelmodules te worden gevuld. Vanuit het ministerie van Justitie is in het kader van het programma *Terugdringen Recidive* een begin gemaakt met het ontwikkelen van kwaliteitscriteria voor interventiemethoden en met het selecteren van dergelijke interventies. Ook in de forensische jeugdzorg is gezocht naar nieuwe *evidence-based* behandelmethoden en men vond deze onder andere in het buitenland in de vorm van Multisysteemtherapie en Functionele gezinstherapie.

Een derde ontwikkeling is een toenemend streven naar synergie in het wetenschappelijk onderzoek in de forensische sector. Naast relatief kleine onderzoeksprojecten binnen individuele forensische settings is met de oprichting van het Expertisecentrum Forensische Psychiatrie (EFP) een groter draagvlak ontstaan voor gemeenschappelijke onderzoeksinspanningen, hetgeen in een veld van kleine omvang als het forensische eigenlijk bittere noodzaak is. Individuele studies met kleine steekproeven kunnen nooit zulke robuuste bevindingen opleveren en de generaliseerbaarheid van de resultaten is veel groter als meerdere settings participeren in een onderzoek. Vooral in een veld waarin de maatschappelijke

belangen zo groot zijn zijn transparantie en doelmatigheid in onderzoek en beleid geboden.
Bovengenoemde positieve ontwikkelingen vinden hun weerslag in de tweede druk van dit boek. In vergelijking met vijf jaar geleden zijn wij in staat om veel meer bevindingen uit Nederlands onderzoek te rapporteren, vooral wat het onderwerp risicotaxatie van gewelddadig gedrag betreft (zie de hoofdstukken 1 en 2). Ook bleek het mogelijk om auteurs te vinden voor het bespreken van relatief onderbelichte onderwerpen als de behandeling van vrouwen in de forensische psychiatrie en de multiculturele aspecten van forensisch-psychiatrische behandeling.
De meeste hoofdstukken bevatten een schets van een behandelmethode, geïllustreerd aan de hand van casuïstiek. Zo passeren de behandeling van daders van relationeel geweld, van zwakbegaafde zedendelinquenten en van criminele adolescenten de revue. De lezer/behandelaar die werkt met forensisch-psychiatrische patiënten, ongeacht zijn/haar opleidingsachtergrond, kan ideeën en inspiratie opdoen voor de eigen praktijk.
Als redactie zijn we blij met en trots op dit boek, en we bedanken de auteurs graag voor de plezierige samenwerking. Er is echter een maar: in de volgende druk, over vijf jaar, willen wij heel graag de effecten presenteren van de hier beschreven behandelmethoden. Dus behandelaars in de forensische psychiatrie: ga alstublieft aan de slag met deze en andere innovatieve behandelmethoden en laat het effect ervan vaststellen door ervaren onderzoekers. Alleen dan worden we echt wijzer over wat werkt en wat niet werkt, en komt *evidence-based* behandelen in de forensische psychiatrie in het vizier!

Corine de Ruiter
Martin Hildebrand

HOOFDSTUK 1

Over criminele behoeften en het belang van gestructureerde risicotaxatie

M. Hildebrand en C. de Ruiter

Inleiding

Delinquenten met een psychische stoornis kunnen in het relatief humane Nederlandse strafrechtsysteem in principe rekenen op forensisch-psychiatrische behandeling. Deze behandeling kan ambulant of klinisch zijn, en is gericht op verandering van de psychische problematiek, met als doel het delictrisico te reduceren en – in geval van een klinische behandeling – resocialisatie mogelijk te maken. Er is de afgelopen jaren – onzes inziens terecht – steeds meer maatschappelijke en politieke druk op de forensische psychiatrie gekomen om de effecten van therapeutische inspanningen objectief aan te tonen. Of, in de woorden van Hodgins en Müller-Isberner (2000): 'Morality, professional ethics and public accountability demand that treatment be based on empirical evidence of effectiveness' (p. 8). Beschrijving en standaardisering van diagnostische meetinstrumenten en behandelmethoden worden in toenemende mate gezien als een voorwaarde om tot effectiviteitonderzoek en *evidence-based* behandeling te komen.
Wij besteden in dit hoofdstuk aandacht aan de zogenaamde *What works*-benadering van crimineel gedrag. Deze benadering houdt in dat een behandelinterventie aan een aantal voorwaarden of beginselen moet voldoen wil zij effect hebben in het verminderen van recidive bij delinquenten. Nadat wij de belangrijkste van deze beginselen hebben uiteengezet richten wij onze blik op een aantal gestandaardiseerde risicotaxatie-instrumenten die momenteel in de Nederlandse foren-

sische psychiatrie bij volwassen patiënten worden gebruikt.[1] Door gebruik te maken van een gestructureerde risicotaxatie wordt het gevaar belangrijke risicofactoren over het hoofd te zien en/of bepaalde factoren, bijvoorbeeld op grond van persoonlijke voorkeuren, te veel gewicht toe te kennen, gereduceerd. Bij een gestructureerde risicotaxatie wordt onderscheid gemaakt tussen *statische* en *dynamische* risicofactoren. Statische factoren zijn niet ten gunste te beïnvloeden. Klinische risicofactoren zijn in principe veranderbaar, bijvoorbeeld onder invloed van een interventie. Wij beëindigen dit hoofdstuk met een overzicht van het recente Nederlandse empirische onderzoek naar de voorspellende waarde van de PCL-R, HCR-20, HKT-30 en SVR-20.

Het belang van criminogene behoeften (dynamische risicofactoren)

Leidt behandeling van psychisch gestoorde delinquenten tot vermindering van het recidiverisico bij deze delinquenten? Zo ja, wat zijn dan de werkzame en niet-werkzame bestanddelen in forensisch-psychiatrische behandeling? Of, anders geformuleerd: aan welke eisen dient een effectieve forensisch-psychiatrische behandeling ter voorkoming van toekomstige recidive te voldoen? Deze op het oog eenvoudige vragen laten zich niet gemakkelijk beantwoorden. Gedurende lange tijd is men er binnen de gedragswetenschappen van uitgegaan dat behandeling van delinquenten niet leidt tot vermindering van het recidiverisico. Martinson (1974) publiceerde begin jaren zeventig van de vorige eeuw, onder de titel *What works? Questions and answers about prison reform*, een studie naar de mate waarin verschillende behandelmethoden erin slagen om gedetineerden dusdanig te resocialiseren, dat recidive wordt voorkomen of teruggedrongen. De studie omvatte ruim 200 onderzoeken, die aan een aantal (methodologische) eisen moesten voldoen, zoals de aanwezigheid van een controlegroep en de beschikbaarheid van betrouwbare gegevens over contacten met politie en justitie. Martinson concludeerde: 'With few and isolated exceptions, the rehabilitative efforts that have been reported so far have had no appreciable effect on recidivism' (p. 25).
De door Martinson geïnspireerde – maar wellicht niet als zodanig bedoelde – *Nothing works*-doctrine ontmoette kritiek. Verschillende onderzoekers (Gendreau & Ross, 1979; Palmer, 1975) wezen op methodologische tekortkomingen van de

---

1 Wij bespreken de HCR-20 (*Historical, Clinical, Risk Management-20*; Webster, Douglas, Eaves, & Hart, 1997, Nederlandse versie: Philipse, De Ruiter, Hildebrand & Bouman, 2000), de HKT-30 (Historisch/Klinisch/Toekomst-30; Comité Instrumentarium Forensische Psychiatrie, 2002), de SVR-20 (*Sexual Violence Risk-20*; Boer, Hart, Kropp & Webster, 1997, Nederlandse versie: Hildebrand, De Ruiter & Van Beek, 2001) en de PCL-R (*Psychopathy Checklist-Revised*; Hare, 1991, 2004, Nederlandse bewerking door Vertommen, Verheul, De Ruiter & Hildebrand, 2002). De PCL-R is geen risicotaxatie-instrument, maar vanwege de sterke relatie met institutioneel geweld, algemene en gewelddadige (seksuele) recidive bij onder andere forensisch-psychiatrische patiënten (bijvoorbeeld Grann, Långström, Tengström & Kullgren, 1999; Hildebrand, De Ruiter, & Nijman, 2004; Rice & Harris, 1995) is (PCL-R-)psychopathie als risicofactor opgenomen in diverse risicotaxatie-instrumenten, waaronder de HCR-20, HKT-30 en de SVR-20. Daarom bespreken wij in dit hoofdstuk ook de PCL-R.

door Martinson aangehaalde onderzoeken, waardoor de stellige conclusies van Martinson geen stand zouden mogen houden. Overigens relativeerde Martinson (1979) zelf enkele jaren later ook zijn eigen negatieve conclusies. Sommige behandelmethoden zouden wel degelijk leiden tot vermindering van recidive, zo bleek uit diverse meta-analytische[1] studies (bijvoorbeeld Andrews e.a., 1990; Antonowicz & Ross, 1994; Lipsey, 1992) die vanaf midden jaren tachtig zijn uitgevoerd. Zo kwam Lipsey (1995) op basis van een meta-analyse naar de effecten van behandeling van jeugdige delinquenten, waarin hij maar liefst 443 studies betrok, tot de conclusie dat de hypothese dat niets werkt, geen stand hield. Lösel (1995, 2001) vond op basis van een overzicht van 13 meta-analyses van in totaal meer dan 500 effectiviteitstudies eveneens een klein, positief effect (effectgrootte tussen d = .10 en d = .30).

De psychologie van crimineel gedrag

Wat zijn nu de factoren in de behandeling die van essentieel belang zijn in het verminderen van recidive? Volgens de *What works*-principes, zoals geformuleerd door Andrews en collega's (bijvoorbeeld Andrews, 1989; Andrews e.a., 1990), hangt de mate van effectiviteit van een interventie voor specifieke daders af van drie beginselen (*principles*):

1 *Risicobeginsel.* De intensiteit van de beveiliging en de behandeling dient te worden afgestemd op het recidiverisico van de betrokken patiënt.
2 *Behoeftebeginsel.* Doel van de behandeling dient te zijn het aanbrengen van verandering in de bij de betrokken patiënt aanwezige criminogene behoeften of dynamische risicofactoren voor delictgedrag.
3 *Responsiviteitsbeginsel.* De vorm waarin de behandeling wordt aangeboden dient aan te sluiten bij de mogelijkheden en leerstijl van de betrokken patiënt.

Risicobeginsel

Het risicobeginsel (*risk principle*) heeft betrekking op het risico dat een individu in herhaling vervalt – een risico dat niet bij iedereen, bij elk type delict of in alle omstandigheden gelijk is. Het risicobeginsel gaat over de vraag wie er op welke manier dient te worden behandeld en schrijft voor dat de intensiteit van de beveiliging en de behandeling dient te worden afgestemd op het recidiverisico van de betrokken patiënt. Patiënten met een hoog recidiverisico dienen intensief te worden behandeld, terwijl bij patiënten met een laag risico kan worden vol-

---

1 Meta-analyse is een kwantitatieve analysemethode om het gemiddelde effect vast te stellen van een onafhankelijke variabele op een afhankelijke variabele, waarbij dat effect onderzocht is in een groot aantal verschillende studies. Hierbij worden dus de resultaten van een groot aantal empirische onderzoeken samengevat, voornamelijk met behulp van statistische methoden. De resultaten van een meta-analyse maken het mogelijk veel krachtiger conclusies te trekken dan op basis van de afzonderlijke onderzoeken mogelijk is. Bij een meta-analyse wordt een zogenaamde *effectgrootte* (d) berekend (Cohen, 1977), een gestandaardiseerde maat voor de grootte van het verschil tussen de gemiddelde scores van twee steekproeven (vaak een groep behandelde en een groep onbehandelde patiënten) in verhouding tot de spreiding van de scores binnen de twee steekproeven. Cohen (1992) stelt dat er bij een effectgrootte d = .20 sprake is van een gering effect, bij d = .50 van een middelmatig effect, en bij d = .80 van een groot effect.

staan met een lage behandelintensiteit. Of, zoals Lösel (1993) stelt: 'One should not take a sledgehammer to crack a nut' (p. 421).
Toepassing van het risicobeginsel veronderstelt een grote variëteit aan interventiemethoden, variabiliteit/flexibiliteit in intensiteit van de interventie, alsmede een betrouwbare en valide schatting van het recidiverisico. De hoogte van het recidiverisico dient voorafgaand aan de behandeling te worden vastgesteld door middel van gestructureerde, empirisch gevalideerde methoden[1] (De Ruiter, 2002). Dergelijke methoden resulteren in betere voorspellingen van het recidiverisico dan een klinische inschatting van het recidiverisico, zo blijkt uit onderzoek (bijvoorbeeld Douglas, Cox & Webster, 1999; Hilterman, 2002; De Vogel, De Ruiter, Hildebrand, Bos & Van de Ven, 2004).

Behoeftebeginsel
Bij het behoeftebeginsel (*needs principle*) gaat het om de vraag wat het doel van de behandeling dient te zijn wil de behandeling effectief zijn in het verminderen van recidive. Het recidiverisico wordt in een individueel geval bepaald door een combinatie van *1* statische factoren (bijvoorbeeld geslacht, leeftijd) en *2* dynamische, in principe veranderbare, factoren (zoals de mate van ziekte-inzicht, impulsiviteit, egocentriciteit). Interventies dienen zich te richten op de dynamische risicofactoren – ook wel aangeduid met de term criminogene behoeften – die direct samenhangen met het criminele gedrag. Zij betreffen de persoon van de dader, zijn of haar bezigheden, sociale omgeving en leefsituatie. Andrews (1989) verwoordt dit als volgt:

'If recidivism reflects antisocial thinking, don't target self-esteem, target antisocial thinking. If recidivism reflects difficulties in keeping a job, don't target getting a job, target keeping a job' (p. 13).

Criminogene behoeften worden verder onderverdeeld in algemene en specifieke criminogene behoeften. Algemene criminogene behoeften zijn behoeften die bij veel typen delinquenten een rol spelen. Voorbeelden van algemene criminogene behoeften zijn: verslaving aan alcohol/drugs en/of de aanwezigheid van een antisociaal/procrimineel netwerk (Andrews, 1996). Specifieke criminogene behoeften, zoals de aanwezigheid van een problematische partnerrelatie, spelen slechts bij een beperkt gedeelte van de delinquenten een rol.
Naast het onderscheid tussen algemene en specifieke criminogene behoeften mag het onderscheid in acute en stabiele dynamische factoren hier niet onvermeld blijven. Onder *acute* dynamische risicofactoren worden die factoren verstaan die van invloed zijn op de timing van het delict, maar die geen voorspellende waarde hebben voor de recidive op langere termijn (Harris & Rice, 2000); zij dienen vooral als waarschuwingssignaal voor acuut delictgevaar. Relatief *stabiele* dynamische risicofactoren vormen de uiteindelijke behandeldoelen (De Ruiter & Veen, 2004).

1 Men moet dan denken aan instrumenten als de HCR-20 voor de beoordeling van het risico van gewelddadig gedrag en de SVR-20 voor de beoordeling van het risico van seksueel gewelddadig gedrag.

Evenals bij het risicobeginsel het geval is, veronderstelt ook het behoeftebeginsel een individuele beoordeling van de problemen van de dader. Meestal is er sprake van meerdere criminogene behoeften, met als gevolg dat een interventie zich op een aantal factoren dient te richten.

Responsiviteitsbeginsel

Het responsiviteitsbeginsel (*responsivity principle*) houdt in dat de aangeboden behandeling geschikt moet zijn voor de patiënt/delinquent. De vorm waarin de behandeling wordt aangeboden behoort aan te sluiten bij de mogelijkheden en leerstijl van de betrokken patiënt (Andrews e.a., 1990; Andrews & Bonta, 2003). Dit beginsel gaat dus over de persoon van de dader, diens intellectuele en sociale capaciteiten, maar ook over de behandelaar en het soort interventie dat wordt aangeboden.

Verschillende meta-analyses (Andrews e.a., 1990; Antonowicz & Ross, 1994; Lösel, 1995) tonen aan dat behandelingsvormen gebaseerd op de cognitieve gedragstherapie het meest effectief zijn om dynamische risicofactoren te veranderen. Van belang is verder dat een behandeling gestructureerd is en uitgaat van meetbare behandeldoelen (Lipsey, 1992). De Ruiter en Veen (2004) benadrukken dat cognitieve gedragstherapeutische methoden vooral effectief blijken te zijn indien *1* de patiënten een actieve rol spelen in de behandeling, *2* er gebruik wordt gemaakt van rollenspelen, en *3* behandelaars een zogenaamde modellerende functie vervullen.

De Ruiter (2002) wijst erop dat voor een behandeling die aansluit bij een individuele patiënt/delinquent – het uitgangspunt van het responsiviteitsbeginsel – er voor elke patiënt een behandelplan moet worden opgesteld waarin expliciet wordt beschreven welke dynamische risicofactoren op welke wijze zullen worden veranderd en hoe de verandering zal worden vastgesteld. Teneinde terugval te voorkomen is het noodzakelijk dat er een terugvalpreventieplan wordt opgesteld en aandacht wordt besteed aan nazorg (Lösel, 1996). In een terugvalpreventieplan wordt een (uitgebreide) delictketen opgesteld, waarin alle risicofactoren die een rol hebben gespeeld in de aanloop tot het delict in kaart worden gebracht. Vervolgens ontwerpt de patiënt, samen met zijn therapeut, verschillende gedragsalternatieven voor de verschillende momenten in de delictketen, die uiteindelijk in de praktijk dienen te worden toegepast.

Zoals gezegd behoort de aangeboden behandeling geschikt te zijn voor de patiënt. Met andere woorden: persoons- en/of delictkarakteristieken moeten een rol spelen bij de keuze van de behandelvorm. Dit kan betekenen dat voor bepaalde patiënten een bepaalde vorm van behandeling gecontraïndiceerd is. Zo kan bij seksuele delinquenten groepstherapie met andere zedendelinquenten het gevaar in zich dragen dat de patiënten van elkaars delictketens 'leren' (Andrews, 1995).[1]

De Ruiter (2002) geeft verder als voorbeeld dat psychopathische patiënten na een behandeling in een therapeutische gemeenschap, waarbij de nadruk lag op het leren uiten van emoties en het geven van feedback op elkaars gedrag, een significant hoger percentage gewelddadige recidive vertoonden dan psychopaten die

---

1 Anderzijds wordt wel beargumenteerd (Di Fazio, 1999) dat groepstherapie met andere zedendelinquenten ontkenning van het delictgedrag tegengaat.

even lang gedetineerd waren geweest, maar geen behandeling hadden gekregen (Rice, Harris & Cormier, 1992).

Resumé

Andrews e.a. (1990) kwamen tot de conclusie dat behandelprogramma's die voldeden aan de bovengenoemde drie beginselen[1] een significant beter resultaat opleverden dan aspecifieke programma's. Inmiddels wordt het model van Andrews en collega's – de zogenaamde *Psychology of criminal conduct* – in verschillende landen beschouwd als leidraad voor het ontwikkelen van forensische behandelprogramma's (Lösel, 1998).

Behandelintegriteit

Behandelintegriteit (*program integrity/treatment fidelity*) heeft betrekking op de opzet en uitvoering van een behandeling. Uit diverse meta-analyses komt naar voren dat de wijze waarop een behandeling wordt gegeven van essentieel belang is voor het effect ervan, hetgeen de reden is dat behandelintegriteit wel wordt beschouwd als het vierde beginsel (Cooke & Philip, 2000; Lipsey, 1995).
Behandelintegriteit impliceert allereerst een theoretische basis voor de interventie (Harris & Rice, 1997). Oorzaak en achtergronden van delinquent gedrag moeten begrepen en verklaard worden aan de hand van een getoetste theorie, waarna op grond van een heldere en valide verklaring van crimineel gedrag wordt overgegaan tot het ontwerpen van een passende behandeling. Vervolgens is het van belang dat alle onderdelen van de behandeling ook daadwerkelijk worden uitgevoerd zoals in het ontwerp bedoeld, aangezien elke activiteit wordt verondersteld bij te dragen aan het slagen van de interventie. Het achterwege laten van een of enkele programmaonderdelen ondermijnt een succesvolle behandeling. In dit kader is het van belang dat de behandeling in detail staat beschreven in een handleiding of protocol (Hollin, 1995). Ten slotte noemen wij hier het belang van het voortdurend volgen van de behandeling (*monitoring*; Harris & Rice, 1997; Hollin, 1995), aangezien daardoor de behandelintegriteit bewaakt wordt en verbeteringen in het protocol kunnen worden aangebracht.

Vaststellen van dynamische risicofactoren met gestructureerde risicotaxatiemethoden

Tot voor kort werd risicotaxatie veelal op basis van een globale klinische indruk verricht. Dit leidde tot een gebrekkige onderbouwing en transparantie van de risicotaxatie, en ook tot onjuiste inschattingen. Inmiddels zijn voor de Nederlandse forensisch diagnostische praktijk een aantal in Canada ontwikkelde gestructureerde risicotaxatie-instrumenten beschikbaar gekomen. Deze instrumen-

---

1 In de literatuur varieert het aantal beginselen nogal, van drie tot maar liefst 16 (zie Andrews, 1995; Andrews e.a., 1990; Gendreau, Cullen & Bonta, 1994; McGuire & Priestley, 1995). Wij beperken ons hier tot een beschrijving van de beginselen die algemeen als de meest belangrijke worden beschouwd.

ten, zoals de HCR-20 en de SVR-20, geven een significant nauwkeuriger voorspelling van het recidiverisico dan het ongestructureerde klinisch oordeel (De Vogel, De Ruiter, Van Beek & Mead, 2003; De Vogel e.a., 2004). Bovendien is er recentelijk door het Comité Instrumentarium Forensische Psychiatrie (CIFP) een uit 30 indicatoren bestaand, zogenaamd specifiek voor de Nederlandse situatie ontworpen instrument ontwikkeld, de HKT-30 (CIFP, 2000), waarin relatief veel aandacht wordt besteed aan dynamische risicofactoren. Door gebruik te maken van gestandaardiseerde risicotaxatie-instrumenten wint de inschatting van het delictrisico aan systematiek, transparantie en empirische onderbouwing.

HCR-20

De HCR-20 is een instrument voor het inschatten van het risico van toekomstig gewelddadig gedrag bij personen met een gewelddadige voorgeschiedenis en/of een psychische of persoonlijkheidsstoornis. De 20 items van de HCR-20 werden samengesteld op basis van onderzoeksliteratuur en op basis van inbreng van ervaren forensische clinici. Tien items zijn historisch van aard en betreffen de justitiële en persoonlijke voorgeschiedenis. Vijf items gaan over de actuele toestand van de patiënt (zogenaamde klinische items) en vijf items betreffen de omstandigheden in de toekomstige verblijfssituatie van de patiënt (zogenaamde risicohanteringsitems). Tabel 1-1 geeft de items van de HCR-20 weer.
De items worden door een beoordelaar op basis van alle beschikbare gegevens over de onderzochte gescoord op een 3-puntsschaal (0 = *risicofactor is niet aanwezig*; 1 = *wellicht of gedeeltelijk aanwezig*; 2 = *duidelijk aanwezig*). Daarna volgt een integratie van de scores op de individuele items en wordt een risico-inschatting

Tabel 1-1 De items van de HCR-20 (Webster e.a., 1997).

historisch (H-schaal)		*klinisch (C-schaal)*		*risicohantering (R-schaal)*	
H1	eerder gewelddadig gedrag	C1	gebrek aan zelfinzicht	R1	geringe kans dat plannen zullen slagen
H2	jonge leeftijd bij 1[e] geweldsincident	C2	negatieve opvattingen	R2	blootstelling aan destabiliserende invloeden
H3	instabiliteit van relaties	C3	actieve psychotische symptomen	R3	geringe beschikbaarheid steun
H4	problemen in het arbeidsverleden	C4	impulsiviteit	R4	werkt niet mee aan behandelmogelijkheden
H5	problemen met middelengebruik	C5	reageert niet op behandeling	R5	hoog niveau van ervaren stress
H6	psychische stoornis				
H7	psychopathie				
H8	problemen in de kindertijd				
H9	persoonlijkheidsstoornis				
H10	eerdere onttrekking aan toezicht				

('laag', 'matig' of 'hoog') vastgesteld (*final risk judgment*). Deze eindbeoordeling geldt voor een specifieke periode (bijvoorbeeld gedurende een bepaalde behandelfase) en is niet per definitie afhankelijk van het totale aantal aanwezige factoren (de totaalscore), maar ook (vooral) van de specifieke combinatie van aanwezige factoren.

HKT-30

De rationale achter de ontwikkeling van de HKT-30 was, dat het wellicht te prefereren is een risicotaxatie-instrument te ontwikkelen dat 'optimaal is aangepast aan de eigen context' (Werkgroep pilotstudie risicotaxatie forensische psychiatrie, 2002). In dat perspectief is door het Comité Instrumentarium Forensische Psychiatrie (CIFP) een uit 30 risico-indicatoren bestaand instrument geformuleerd: de HKT-30 (CIFP, 2000). De 30 items zijn verdeeld over drie domeinen: historische en statische indicatoren (11 items), klinische en dynamische indicatoren (13 items) en toekomstige situatieve indicatoren (6 items). De items van de HKT-30 zijn weergegeven in tabel 1-2.
Alle items dienen te worden gescoord op een 5-puntsschaal, variërend van '0' tot '4'; hoe hoger de score, des te hoger het risico. In een pilotstudie ($N = 68$), waaraan alle 12 forensisch-psychiatrische instellingen deelnamen, werd de bruikbaar-

Tabel 1-2 De items van de HKT-30.

historische en statische indicatoren		*klinische en dynamische indicatoren*		*toekomstige situatieve indicatoren*	
H1	justitiële voorgeschiedenis	K1	probleeminzicht	T1	overeenstemming over voorwaarden
H2	schending voorwaarden	K2	psychotische symptomen	T2	materiële indicatoren
H3	gedragsproblemen voor 12e jaar	K3	middelengebruik	T3	dagbesteding
H4	slachtoffer van geweld in jeugd	K4	impulsiviteit	T4	vaardigheden
H5	hulpverleningsgeschiedenis	K5	empathie	T5	sociale steun en netwerk
H6	arbeidsverleden	K6	vijandigheid	T6	stresserende omstandigheden
H7	middelengebruik	K7	sociale en relationele vaardigheden		
H8	psychotische stoornissen	K8	zelfredzaamheid		
H9	persoonlijkheidsstoornissen	K9	acculturatie-problematiek		
H10	psychopathie	K10	attitude t.o.v. behandeling		
H11	seksuele deviantie	K11	verantwoordelijkheid voor het delict		
		K12	seksuele preoccupatie		
		K13	copingvaardigheden		

heid en betrouwbaarheid van de HKT-30 in de klinische praktijk getoetst. Geconcludeerd werd dat zowel de interne consistentie als de interbeoordelaarsbetrouwbaarheid van het instrument voldoende waren (Werkgroep pilotstudie risicotaxatie forensische psychiatrie, 2002; zie ook Canton, 2004).

SVR-20

De SVR-20 bestaat, net als de HCR-20, uit 20 items voor het inschatten van het risico van seksueel gewelddadig gedrag bij volwassen seksuele delinquenten. Ook de SVR-20 is ontwikkeld op basis van uitgebreide literatuurstudie van empirisch onderzoek en op basis van deskundigheid van ervaren clinici. De 20 items zijn verdeeld over 3 subschalen: psychosociale aanpassing (11 items), seksuele delicten (7 items) en toekomstplannen (2 items). De items worden gescoord op een 3-puntsschaal (0 = *risicofactor is afwezig*; 1 = *wellicht of gedeeltelijk aanwezig*; 2 = *duidelijk aanwezig*). Daarna worden de scores op de afzonderlijke items gewogen en wordt er een oordeel over de mate van risico ('laag', 'matig', 'hoog') gevormd. Deze eindbeoordeling geldt ook weer voor een specifieke periode (bijvoorbeeld gedurende een bepaalde behandelfase). De items van de SVR-20 zijn weergegeven in tabel 1-3.

Tabel 1-3 Items van de SVR-20 (Boer e.a.,1997).

psychosociale aanpassing		*seksuele delicten*		*toekomstplannen*	
1	seksuele deviatie	12	hoge dichtheid van seksuele delicten	19	ontbreken realistische toekomstplannen
2	slachtoffer van kindermishandeling	13	meerdere typen seksuele delicten	20	negatieve houding t.o.v. interventies
3	psychopathie	14	lichamelijk letsel bij slachtoffer(s) van seksuele delicten		
4	ernstige psychiatrische stoornis	15	gebruik van wapens of doodsbedreiging tijdens plegen seksuele delicten		
5	problemen met middelengebruik	16	reageert niet op behandeling		
6	suïcidale/homicidale gedachten	17	extreme minimalisering of ontkenning van seksuele delicten		
7	relatieproblemen	18	opvatting waaruit goedkeuring of vergoelijking van seksuele delicten blijkt		
8	problemen m.b.t. arbeidsverleden				
9	eerder gepleegde, niet-seksueel gewelddadige delicten				

Vervolg tabel 1-3

psychosociale aanpassing		*seksuele delicten*	*toekomstplannen*
10	eerder gepleegde, niet-gewelddadige, niet-seksueel gewelddadige delicten		
11	eerdere schending van voorwaarden		

PCL-R

De PCL-R (Hare, 1991, 2003) is een instrument dat wordt gebruikt om de diagnose 'psychopathie' vast te stellen. De PCL-R bestaat uit 20 items, waarvan er oorspronkelijk 17 werden onderverdeeld in twee factoren (tabel 1-4). De eerste factor omvat affectieve en interpersoonlijke aspecten van de stoornis (zoals gebrek aan empathie, sterk opgeblazen gevoel van eigenwaarde); de tweede factor omvat gedragskenmerken die behoren bij een antisociale levensstijl.

Tabel 1-4 Items van de PCL-R (Hare, 1991, 2003), onderverdeeld in de originele twee-factorenstructuur.

items factor 1		*items factor 2*		*items die niet laden op factor 1 en factor 2*	
1	gladde prater/ oppervlakkige charme	3	prikkelhongerig/neiging tot verveling	11	promiscue seksueel gedrag
2	sterk opgeblazen gevoel van eigenwaarde	9	parasitaire levensstijl	17	veel kortstondige partnerrelaties
4	pathologisch liegen	10	gebrekkige beheersing van het gedrag	20	veelsoortige criminaliteit
5	list en bedrog/ manipulerend gedrag	12	gedragsproblemen op jonge leeftijd		
6	gebrek aan berouw of schuldgevoel	13	ontbreken van realistische lange-termijndoelen		
7	ontbreken emotionele diepgang	14	impulsiviteit		
8	kil/gebrek aan empathie	15	onverantwoordelijk gedrag		
16	geen verantwoordelijkheid nemen voor eigen gedrag	18	jeugdcriminaliteit		
		19	schending voorwaarden		

De geldigheid van de originele twee-factorenstructuur is recentelijk ter discussie gesteld. Cooke en Michie (2001), bijvoorbeeld, concludeerden dat de PCL-R beter kan worden onderverdeeld in een uit 13 items bestaand drie-factorenmodel, bestaande uit een 'Interpersoonlijke', een 'Affectieve' en een 'Levensstijl' factor. Ten slotte vermelden wij dat in de tweede editie van de PCL-R (Hare, 2003) een uit 18 items bestaand vier-factorenmodel, waarin de eerste drie factoren identiek zijn aan de drie factoren van Cooke en Michie, wordt gepresenteerd. In tabel 1-5 geven wij de door Hare gepresenteerde vier-factoroplossing weer.

Tabel 1-5 Items van het PCL-R-vier-factorenmodel (Hare, 2003).

items	
	factor 1: interpersoonlijk
1	gladde prater/oppervlakkige charme
2	sterk opgeblazen gevoel van eigenwaarde
4	pathologisch liegen
5	list en bedrog/manipulerend gedrag
	factor 2: affectief
6	gebrek aan berouw of schuldgevoel
7	ontbreken emotionele diepgang
8	kil/gebrek aan empathie
16	geen verantwoordelijkheid nemen voor eigen gedrag
	factor 3: levensstijl
3	prikkelhongerig/neiging tot verveling
9	parasitaire levensstijl
13	ontbreken van realistische doelen op de lange termijn
14	impulsiviteit
15	onverantwoordelijk gedrag
	factor 4: antisociaal
10	gebrekkige beheersing van het gedrag
12	gedragsproblemen op jonge leeftijd
18	jeugdcriminaliteit
19	schending voorwaarden
20	veelsoortige criminaliteit

Noot: de factoren 1, 2 en 3 zijn identiek aan het 3-factorenmodel van Cooke en Michie (2001). De items 11 en 17 laden op geen van de vier factoren.

De items worden gescoord op een 3-puntsschaal (0 = item is niet van toepassing; 1 = in een aantal opzichten van toepassing; 2 = geheel van toepassing). De PCL-R levert een dimensionele score die aangeeft in hoeverre de onderzochte volgens de beoordelaar overeenkomt met de 'prototypische psychopaat'.

Nederlands onderzoek naar de voorspellenden waarde van risicotaxatie-instrumenten

Wat leert het recente Nederlandse empirische onderzoek ons over de predictieve validiteit van de HCR-20, HKT-30, SVR-20 en PCL-R?

Hildebrand, De Ruiter en De Vogel (2003, 2004) onderzochten de relatie tussen (PCL-R-)psychopathie en (seksuele) recidive in een groep van 94 verkrachters/ aanranders die tussen 1975 en 1996 waren opgenomen in de Dr. Henri van der Hoeven Kliniek, een forensisch-psychiatrische instelling. Alle delinquenten werden retrospectief gevolgd vanaf de datum van ontslag (definitief vertrek uit de kliniek), dan wel overplaatsing naar een andere kliniek, tot een nieuwe veroordeling of tot de einddatum van het onderzoek (gemiddelde follow-up-periode = 11.8 jaar).

De predictieve validiteit van de PCL-R is redelijk goed (tabel 1-6). Voor de totaalscore op de PCL-R, alsmede voor factor 2, werden significante ROC AUC[1]-waarden gevonden voor alle vier onderzochte recidivecategorieën: gewelddadige niet-seksuele recidive, seksuele recidive, gewelddadige recidive, en enige recidive. Voor factor 1 werd een redelijke predictieve validiteit gevonden wat betreft seksuele en enige recidive. Factor 1 bleek echter geen significante voorspeller te zijn van veroordelingen voor (niet-seksuele) gewelddadige delicten. Tabel 1-6 geeft de AUC-waarden, met bijbehorend 95% betrouwbaarheidsinterval (BI), weer.

De resultaten toonden aan dat delinquenten met een hoge score op de PCL-R (≥ 26) – in vergelijking met laagscoorders – een sterk verhoogd recidiverisico (3× zo

Tabel 1-6 Predictieve validiteit PCL-R (N = 94).
Hildebrand, De Ruiter & De Vogel (2003).

	recidivecategorie							
PCL-R	*seksueel (n = 32)*		*gewelddadig niet-seksueel (n = 44)*		*gewelddadig (+ seksueel) (n = 52)*		*enige (n = 69)*	
	AUC	95% BI	AUC	95% BI	AUC	95% BI	AUC	95% BI
totaalscore	.68**	.56-.80	.66*	.55-.77	.70**	.59-.80	.74**	.63-.84
factor 1	.67**	.56-.78	.55	.44-.67	.62	.51-.73	.67**	.55-.80
factor 2	.65*	.53-.77	.68**	.58-.79	.69**	.58-.83	.71**	.58-.83

Noot: PCL-R = Psychopathie Checklist-Revised. AUC = Area Under the Curve. BI = betrouwbaarheidsinterval.
* $p < .05$
** $p < .01$

1 ROC AUC betekent: *Receiver Operating Characteristic Analysis Area Under the Curve.* De AUC is een veelgebruikte maat voor predictieve validiteit (Mossman, 1994). De AUC-waarde geeft de kans weer dat een willekeurige recidivist een score boven iedere gegeven *cut off*-waarde van een bepaald instrument (hier: de PCL-R) behaalt en een willekeurig gekozen niet-recidivist een score beneden deze *cut off*-waarde. De waarde .50 komt overeen met een voorspelling gelijk aan toeval (dat wil zeggen: de kans dat een willekeurig gekozen recidivist een hogere (PCL-R-)score heeft dan een willekeurig gekozen niet-recidivist is 50%). Waarden van .70 worden doorgaans als redelijk beschouwd, waarden > .75 als goed en waarden > .85 als zeer goed.

hoog) hebben: 55% van de psychopathische delinquenten werd opnieuw veroordeeld voor een *seksueel* delict versus 23% van de niet-psychopaten [χ^2 (1, 94) = 9.52, $p < .01$]. Psychopathische delinquenten werden ook vaker opnieuw veroordeeld voor niet-seksuele gewelddadige delicten dan niet-psychopaten [64% vs. 38%, χ^2 (1, 94) = 5.78, $p < .05$]. Met behulp van *survivalanalyses* werd aangetoond dat psychopathische verkrachters/aanranders significant sneller recidiveren met een gewelddadig (inclusief seksueel) delict dan niet-psychopatische delinquenten.

Bovendien werden sterke aanwijzingen gevonden dat de aanwezigheid van de specifieke combinatie *psychopathie en seksuele deviatie* (gedefinieerd volgens item 1 van de SVR-20) een sterk verhoogd recidiverisico met zich meebrengt. Psychopaten en niet-psychopaten werden onderverdeeld op basis van de aan- of afwezigheid van een deviante seksuele voorkeur. Zo werden vier groepen gecreëerd: seksueel deviante psychopaten (n = 17), niet-deviante psychopaten (n = 16), deviante niet-psychopaten (n = 23), en niet-deviante niet-psychopathische verkrachters (n = 38). Het percentage seksuele recidive voor de subgroep seksueel deviante psychopaten was extreem hoog, te weten 82% (14 van de 17 recidiveerden met een seksueel delict). Het percentage recidive voor de niet-deviante psychopaten was 25%, voor de groep deviante niet-psychopaten 30% en voor de niet-deviante niet-psychopathische groep 18%. Met betrekking tot seksuele recidive werd, ondanks het geringe aantal personen per subgroep, een significante interactie gevonden voor psychopathie en seksuele deviatie (figuur 1-1). Psycho-

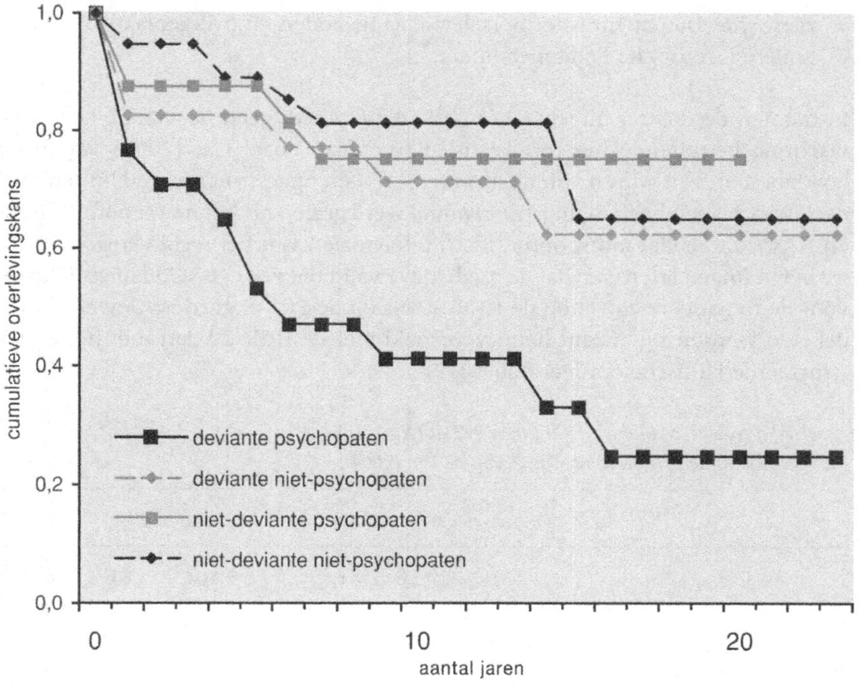

Figuur 1-1 Kaplan-Meier survivalfuncties voor psychopathische (PCL-R $\geq$ 26) en niet-psychopathische verkrachters/aanranders (PCL-R < 26), verder onderverdeeld naar aan- of afwezigheid van deviante seksuele voorkeur, voor seksuele recidive.
Hildebrand, 2004; Hildebrand, De Ruiter & De Vogel, 2003.

paten met een deviante seksuele voorkeur recidiveerden veel sneller en vaker met een seksueel delict dan delinquenten in de andere drie groepen (log rank toets = 21.75, $p < .001$).

Onze resultaten komen sterk overeen met de bevindingen van Rice en Harris (1997); Nederlandse terbeschikkinggestelden die een zedendelict hebben gepleegd zijn niet zo uniek als (te) lang werd verondersteld.

HCR-20

De Vogel, De Ruiter, Hildebrand, Bos en Van de Ven (2004) onderzochten in een (retrospectief) onderzoek de interbeoordelaarsbetrouwbaarheid en predictieve validiteit van de HCR-20 en de PCL-R. Op basis van alle beschikbare dossierinformatie werden de HCR-20 en de PCL-R van 120 patiënten, die tussen 1993 en 1999 waren vertrokken uit de Dr. Henri van der Hoeven Kliniek, gecodeerd. De patiënten werden, afhankelijk van de wijze van uitstroom uit de kliniek, verdeeld in vier groepen:

1 *Transmuraal.* Beëindiging van de TBS-maatregel door de rechter conform het advies van de kliniek nadat de patiënt de transmurale (resocialisatie) fase heeft doorlopen.
2 *Conform.* Beëindiging van de maatregel conform het advies van de kliniek, zonder voorafgaande transmurale fase.
3 *Contrair.* Beëindiging tegen het advies van de kliniek, mogelijk terwijl de patiënt zich in de transmurale fase bevond.
4 *Herselectie.* De patiënt is ter herselectie aangeboden en overgeplaatst naar een andere forensische behandelkliniek.

In het aan de rechter uitgebrachte verlengingsadvies geeft de kliniek haar verwachting betreffende het recidiverisico weer. De Vogel e.a. (2004) vatten de bovenbeschreven wijzen van uitstroom op als een ongestructureerd klinisch oordeel, waarbij een beëindiging *Transmuraal* werd gezien als het meest optimistisch, en *Herselectie* als het minst optimistisch ten aanzien van het recidiverisico.

De bevindingen laten zien dat de predictieve validiteit voor gewelddadige delicten voor de totaalscore zowel op de HCR-20 als op de PCL-R goed is. Gewelddadige delicten werden significant beter voorspeld met de HCR-20 dan met het ongestructeerde klinische oordeel (tabel 1-7).

Tabel 1-7 Predictieve validiteit HCR-20 en PCL-R (N = 119).
De Vogel, De Ruiter, Hildebrand, Bos & Van de Ven (2004).

	gewelddadige recidive			*enige recidive*		
	AUC	SE	r	AUC	SE	r
HCR-20						
totaalscore	.82***	.04	.52**	.70***	.05	.35**
gestructureerd klinisch oordeel	.79***	.04	.51**	.66**	.05	.30**
historische items totaal (H)	.80***	.04	.47**	.70***	.05	.34**
klinische items totaal (C)	.77***	.04	.46**	.67**	.05	.30**
risicomanagement items totaal (R)	.79***	.04	.47**	.67**	.05	.30**
ongestructureerd klinisch oordeel	.68**	.05	.32**	.63*	.05	.22*

Vervolg tabel 1-7

	gewelddadige recidive			*enige recidive*		
PCL-R						
totaalscore	.75***	.05	.43**	.68**	.05	.43**
PCL-R $\geq$ 26	.65**	.06	.34**	.58	.05	.20*
1^{e} editie: factor 1	.63**	.05	.23*	.63*	.05	.20*
1^{e} editie: factor 2	.79***	.04	.47**	.70***	.05	.33**
2^{e} editie: interpersoonlijke factor	.55	.06	.12	.58	.05	.13
2^{e} editie: affectieve factor	.67**	.05	.29**	.62*	.05	.22*
2^{e} editie: levensstijl factor	.77***	.05	.45**	.71***	.05	.36**
2^{e} editie: antisociale factor	.77***	.04	.45**	.66**	.05	.28**

Noot: HCR-20 = Historical Clinical Risk Management-20. PCL-R = Psychopathie Checklist-Revised. AUC = Area Under the Curve. Gewelddadige recidive = inclusief seksuele en levensdelicten. 1^{e} editie = PCL-R (Hare, 1991). 2^{e} editie = PCL-R (Hare, 2003).

*p < .05

** p < .01

*** p < .001 (tweezijdig)

Philipse, Van Erven en Peters (2002) onderzochten retrospectief de predictieve validiteit van de HCR-20 in een steekproef van 69 forensisch-psychiatrische patiënten (64 mannen, 5 vrouwen), afkomstig uit een van de volgende drie instellingen: de FPK van de GGz Eindhoven, FPC Oldenkotte of de Pompestichting. Alle patiënten waren in de jaren 1996-1998 vertrokken uit de genoemde instellingen, waarbij vertrek door de auteurs werd gedefinieerd als ontslag uit de kliniek óf start van proefverlof. In tabel 1-8 zijn de AUC-waarden weergegeven voor de subgroep (n = 45) die gedurende de hele duur van de follow-up-periode (M = 4.3 jaren; min. = 1.75, max. = 5.75 jaren) vrij en *at risk* in de samenleving waren én niet recidiveerden met een seksueel delict. De bevindingen laten zien dat de predictieve validiteit van de HCR-20 voor gewelddadige delicten voor zowel de totaalscore op de HCR-20 evenals voor de totaalscore op de historische items (de

Tabel 1-8 Predictieve validiteit HCR-20 (N = 45).
Enigszins aangepast overgenomen uit Philipse, Van Erven & Peters (2002).

	ernstige gewelddadige recidive (n = 69)
	AUC
HCR-20	
totaalscore	.78*
gestructureerd klinisch oordeel	.82*
historische items totaal (H)	.89**
klinische items totaal (C)	.67
risicomanagement items totaal (R)	.64
ongestructureerd klinisch oordeel	.76*

Noot: AUC = Area Under the Curve. Ernstige gewelddadige recidive = exclusief seksuele recidive, inclusief fysieke bedreigingen.

*p < .05

** p < .01

H-schaal) en het gestructureerde klinische oordeel goed is. De dynamische schalen (de C-schaal en de R-schaal) hebben in deze studie geen enkele voorspellende waarde.

HCR-20 bij vrouwen

Instrumenten als de HCR-20, de SVR-20 en de PCL-R zijn voornamelijk gevalideerd voor mannelijke delinquenten; onderzoek naar de toepassing van deze instrumenten bij vrouwelijke delinquenten is dringend gewenst. De Vogel en De Ruiter (in druk) onderzochten de voorspellende waarde van de HCR-20 in een steekproef van 42 vrouwelijke terbeschikkinggestelden, in vergelijking met een groep gematchte mannelijke terbeschikkinggestelden. De twee groepen werden gematcht op leeftijd, type TBS-delict, etniciteit en type psychopathologie (as-I-stoornis, as-II-stoornis of co-morbiditeit op as I en as II). De *base rates* voor gewelddadig gedrag binnen de kliniek waren vrijwel identiek (30 resp. 29% voor vrouwen en mannen), maar de *base rate* voor geweld na ontslag was significant hoger bij de mannen (43 vs. 13%). De predictieve validiteit van het gestructureerd klinisch eindoordeel was voor mannelijke en vrouwelijk patiënten vergelijkbaar (tabel 1-9), maar de voorspellende waarde van de subschalen van de HCR-20 was duidelijk veel lager bij de vrouwen. Het recidiverisico bij de vrouwelijke patiënten wordt ook door andere risicofactoren bepaald: impulsiviteit en instabiliteit van relaties spelen bij vrouwen een belangrijke risicoverhogende rol, terwijl psychopathie juist een minder belangrijke rol speelt bij hen.

Tabel 1-9 Predictieve validiteit HCR-20 en PCL-R bij vrouwen (N=42) en mannen (N=42). De Vogel & De Ruiter (in druk).

	gewelddadig gedrag door vrouwen			*gewelddadig gedrag door mannen*		
	AUC	SE	r	AUC	SE	r
HCR-20						
totaalscore	.59	.11	.20	.88**	.05	.59*
gestructureerd klinisch oordeel	.86**	.07	.57*	.91**	.05	.70*
historische items totaal	.63	.11	.22	.83**	.06	.54*
klinische items totaal	.61	.10	.17	.75**	.08	.42*
risicomanagement items totaal	.52	.11	.07	.88**	.05	.62*
PCL-R						
totaalscore	.34	.10	-.21	.74*	.08	.42*
PCL-R ≥ 26	.50	.11	.01	.63	.09	.28
factor 1	.36	.08	-.21	.64	.09	.24
factor 2	.41	.11	-.10	.84**	.06	.58*

Noot: AUC = Area Under the Curve. Gewelddadig gedrag = gewelddadig gedrag binnen de kliniek en gewelddadige recidive na ontslag uit de kliniek.
*p < .01
**p < .001 (tweezijdig)

HKT-30

Canton (2004) verrichtte een onderzoek naar de voorspellende waarde van de HKT-30, gescoord op basis van 123 Pro Justitia-rapportages uit de periode 1993 tot 1995. Recidive werd gedefinieerd als een veroordeling door de strafrechter 6 tot 8 jaar na de PJ-rapportage. De predictieve validiteit van de somscore van de HKT-30 voor ernstige recidive (levensdelicten, zedendelicten, brandstichting, diefstal met geweld, zware mishandeling) was .71 en vergelijkbaar met de klinische risico-inschatting ('laag', 'matig' of 'hoog' risico) door de rapporteur (AUC = .70). De auteur heeft niet onderzocht wat de voorspellende waarde van het gestructureerde klinische eindoordeel op basis van de HKT-30 was. De AUC-waarde van .71 is duidelijk lager dan de AUC-waarden die in het Nederlandse onderzoek met de HCR-20 en de SVR-20 (De Vogel e.a., 2003, 2004; De Vogel & De Ruiter, in druk) worden gerapporteerd.

SVR-20

Uit een recent retrospectief onderzoek onder 121 zedendelinquenten die tussen 1974 en 1996 waren opgenomen in de Dr. Henri van der Hoeven Kliniek, bleek dat het eindoordeel na een gestructureerde risicotaxatie met de SVR-20 een zeer goede voorspeller was van seksuele recidive (tabel 1-10). De voorspelling op basis van de Static-99, een actuarieel instrument met alleen historische (statische)

Tabel 1-10 Predictieve validiteit SVR-20 en Static-99 (N=121).
De Vogel, De Ruiter, Van Beek & Mead (2003).

	recidivecategorie								
	seksueel (n = 47)			*gewelddadig niet-seksueel (excl. levensdelicten)(n = 55)*			*enige (n = 89)*		
	AUC	SE	r	AUC	SE	r	AUC	SE	r
SVR-20									
totaalscore	.77***	.04	.43**	.66**	.05	.28**	.70***	.06	.33**
gestructureerd klinisch oordeel	.82***	.04	.56**	.64*	.05	.26**	.67**	.06	.30**
psychosociale aanpassing	.65**	.05	.24**	.67**	.05	.29**	.70***	.05	.33**
seksuele delicten	.76***	.05	.42**	.57	.05	.13	.58	.06	.16
toekomstplannen	.75***	.04	.43**	.67**	.05	.32**	.72***	.05	.38**
Static-99									
totaalscore	.69***	.05	.30**	.54	.05	.11	.56	.06	.13
risicocategorie	.65**	.05	.27**	.50	.05	.03	.54	.06	.08

Noot: AUC = Area Under the Curve.
* $p < .05$
** $p < .01$
*** $p < .001$ (tweezijdig)

risicofactoren voor seksueel geweld (Hanson & Thornton, 1999), bleef daarbij duidelijk achter (De Vogel e.a., 2003).

Tot slot

Onzes inziens kan op basis van bovengenoemde onderzoeksbevindingen overtuigend geconcludeerd worden dat een systematische, empirisch onderbouwde inschatting van het recidiverisico van groot belang is. De zuiver klinische risicotaxatie is in vergelijking onbetrouwbaar en heeft een lage voorspellende waarde. Gelukkig is dit inzicht in de Nederlandse forensische psychiatrie inmiddels gemeengoed aan het worden. Dit leidt tot betere risico-inschattingen met een adequater verlofbeleid, maar ook tot een betere rechtsbescherming van de patiënten omdat zij allen langs dezelfde meetlat worden beoordeeld. Voordeel van de in dit hoofdstuk beschreven instrumenten is ook dat zij de mogelijkheid bieden om risicofactoren toe te voegen aan de lijst van 20, mochten er in een individueel geval factoren van belang zijn die in de standaardlijst niet voorkomen.
Wij zijn de eersten om te benadrukken dat de risicotaxatie-instrumenten nog in een pril stadium van ontwikkeling zijn en dat om dergelijke instrumenten nog beter op hun merites te kunnen beoordelen valideringsonderzoek in andere settings nodig is (Hildebrand & De Ruiter, 2004). Hierbij kan men denken aan onderzoek in de acute psychiatrie, in de ambulante forensische psychiatrie en in het gevangeniswezen.

Literatuur

Andrews, D.A. (1989). Recidivism is predictable and can be influenced: Using risk assessments to reduce recidivism. *Forum on Corrections Research, 1*, 11-18.

Andrews, D.A. (1995). The psychology of criminal conduct and effective treatment. In J. McGuire (Ed.), *What works: Reducing reoffending – Guidelines from research and practice* (p. 35-62). Chichester, UK: Wiley.

Andrews, D.A. (1996). Criminal recidivism is predictable and can be influenced: An update. *Forum on Corrections Research, 8*, 42-44.

Andrews, D.A., & Bonta, J. (2003). *The psychology of criminal conduct* (3rd ed.). Cincinnati, OH: Anderson.

Andrews, D.A., Bonta, J., & Hoge, R.D. (1990). Classification for effective rehabilitation: Rediscovering psychology. *Criminal Justice and Behavior, 17*, 19-52.

Andrews, D.A., Zinger, I., Hoge, R.D., Bonta, J., Gendreau, P., & Cullen, F.T. (1990). Does correctional treatment work? A clinically relevant and psychologically informed meta-analysis. *Criminology, 28*, 369-404.

Antonowicz, D.H., & Ross, R.R. (1994). Essential components of successful rehabilitation programs for offenders. *International Journal of Offender Therapy and Comparative Criminology, 38*, 97-104.

Boer, D.P., Hart, S.D., Kropp, P.R., & Webster, C.D. (1997). *Manual for the Sexual Violence Risk-20. Professional guidelines for assessing risk of sexual violence*. Vancouver, Canada: Institute against Family Violence.

Canton, W.J. (2004). *Gerapporteerd... en dan? Een onderzoek naar risicotaxatie, behandeling en recidieven bij personen over wie pro justitia is gerapporteerd*. Academisch proefschrift Universiteit van Amsterdam.

Cohen, J. (1977). *Statistical power analysis for the behavioural sciences* (Rev. ed.). New York: Academic Press.

Cohen, J. (1992). A power primer. *Psychological Bulletin, 112*, 155-159.
Comité Instrumentarium Forensische Psychiatrie (2000). *Risicotaxatie in de forensische psychiatrie: een Nederlands instrument in ontwikkeling*. Den Haag: Ministerie van Justitie, Dienst Justitiële Inrichtingen.
Cooke, D.J., & Philip, L. (2000). To treat or not to treat. An empirical perspective. In C.R. Hollin (Ed.), *Handbook of offender assessment and treatment* (p. 17-34). Chichester, UK: Wiley.
Di Fazio, R. (1999). Evidence of the effectiveness of current treatments for sex offenders. *Forum on Corrections Research, 1*, 7-11.
Douglas, K.S., Cox, D.N., Webster, C.D. (1999). Violence risk assessment: Science and practice. *Legal and Criminological Psychology, 4*, 149-184.
Gendreau, P., Cullen, F.T., & Bonta, J. (1994). Intensive rehabilitation supervision: The next generation in community corrections? *Federal Probation, 58*, 72-78.
Gendreau, P., & Ross, R.R. (1979). Effective correctional treatment: Bibliotherapy for cynics. *Crime and Delinquency, 25*, 463-489.
Grann, M., Långström, N., Tengström, A., & Kullgren, G. (1999). Psychopathy (PCL-R) predicts violent recidivism among criminal offenders with personality disorders in Sweden. *Law and Human Behavior, 23*, 205-217.
Hanson, R.K., & Harris, A.J.R. (2000). Where should we intervene? Dynamic predictors of sexual offense recidivism. *Criminal Justice and Behaviour, 27*, 6-35.
Hanson, R.K., & Thornton, D. (1999). *Static-99. Improving actuarial risk assessments for sex offenders*. (User Report 99-02). Ottawa, Canada: Department of the Solicitor General.
Hare, R.D. (1991). *The Hare Psychopathy Checklist-Revised*. Toronto, Ontario, Canada: Multi Health Systems.
Hare, R.D. (2003). *Hare Psychopathy Checklist-Revised (PCL-R): 2nd edition*. Toronto, Canada: Multi-Health Systems.
Harris, G.T., & Rice, M.E. (1997). Mentally disordered offenders: What research says about effective service. In C.D. Webster & M.A. Jackson (Eds.), *Impulsivity: Theory, assessment, and treatment* (p. 361-393). New York: Guilford.
Hildebrand, M. (2004). *Psychopathy in the treatment of forensic psychiatric patients: Assessment, prevalence, predictive validity, and clinical implications*. Academisch proefschrift Universiteit van Amsterdam. Amsterdam: Dutch University Press.
Hildebrand, M., & Ruiter, C. de (2004). Gestructureerde risicotaxatie: een noodzakelijke bezigheid in de TBS. *Gedragstherapie, 37*, 55-59.
Hildebrand, M., Ruiter, C. de, & Beek, D.J. van (2001). *SVR-20: Richtlijnen voor het beoordelen van het risico van seksueel gewelddadig gedrag*. Utrecht: Forum Educatief.
Hildebrand, M., Ruiter, C. de, & Nijman, H. (2004). PCL-R psychopathy predicts disruptive behavior among male offenders in a Dutch forensic psychiatric hospital. *Journal of Interpersonal Violence, 19*, 13-29.
Hildebrand, M., Ruiter, C. de, & Vogel, V. de (2003). Recidive van verkrachters en aanranders na TBS: de relatie met psychopathie en seksuele deviatie. *De Psycholoog, 38*, 114-124.
Hilterman, E. (2002). Van kwaad tot erger: de ernst van recidive door terbeschikkinggestelden tijdens verlof. *Tijdschrift voor Criminologie, 44*, 61-80.
Hodgins, S., & Müller-Isberner, R. (Eds.) (2000). *Violence, crime, and mentally disordered offenders: Concepts and methods for effective treatment and prevention*. Chichester, UK: Wiley.
Hollin, C.R. (1995). The meaning and implications of 'programme integrity'. In J. McGuire Ed.), *What works: Reducing reoffending – Guidelines from research and practice* (p. 195-208). Chichester, UK: Wiley.
Lipsey, M.W. (1992). Juvenile delinquency treatment: A meta-analytic inquiry into the variability of effects. In T.D. Cooke, H. Cooper, D.S. Cordray, H. Hartman, L.V. Hedges, R.L. Light, T.A. Louis, & F. Mosteller (Eds.), *Meta-analysis for explanation* (p. 83-127). New York: Russell Sage.
Lipsey, M.W. (1995). What do we learn from 400 research studies on the effectiveness of treatment with juvenile delinquents? In J. McGuire (Ed.), *What works: Reducing reoffending – Guidelines from research and practice* (p. 63-78). Chichester, UK: Wiley.
Lösel, F. (1993). The effectiveness of treatment in institutional and community settings. *Criminal Behaviour and Mental Health, 3*, 416-437.
Lösel, F. (1995). The efficacy of correctional treatment: A review and synthesis of meta-

evaluations. In J. McGuire (Ed.), *What Works: Reducing reoffending – Guidelines from research and practice* (p. 79-111). Chichester, UK: Wiley.

Lösel, F. (1998). Treatment and management of psychopaths. In D.J. Cooke, A.E. Forth & R.D. Hare (Eds.), *Psychopathy: Theory, research and implications for society* (p. 303-354). Dordrecht: Kluwer.

Lösel, F. (2001). Evaluating the effectiveness of correctional programs: Bridging the gap between research and practice. In G.A. Bernfeld, D.P. Farrington, & A.W. Leschied (Eds.), *Offender rehabilitation in practice: Implementing and evaluating effective programs* (p. 67-92). Chichester, UK: Wiley.

Martinson, R. (1974). What works? Questions and answers about prison reform. *Public Interest, 35*, 22-54.

Martinson, R. (1979). New findings, new views: A note of caution regarding sentencing reform. *Hofstra Law Review, 7*, 243-258.

McGuire, J., & Priestley, P. (1995). Reviewing 'What works': Past, present, and future. In J. McGuire (Ed.), *What Works: Reducing reoffending – Guidelines from research and practice* (p. 3-34). Chichester, UK: Wiley.

Mossman, D. (1994). Assessing predictions of violence: Being accurate about accuracy. *Journal of Consulting and Clinical Psychology, 62*, 783-792.

Palmer, T. (1975). Martinson revisited. *Journal of Research in Crime and Delinquency, 12*, 133-152.

Philipse, M., Erven, T. van, & Peters, J. (2002). Risicotaxatie in de TBS. Van geloof naar empirie. *Justitiële Verkenningen, 28*, 77-93.

Philipse, M., Ruiter, C. de, Hildebrand, M., & Bouman, Y. (2000). *HCR-20. Beoordelen van het risico van gewelddadig gedrag. Versie 2*. Nijmegen/Utrecht: Prof.mr. W.P.J. Pompestichting/ Dr. Henri van der Hoeven Stichting.

Rice, M.E., & Harris, G.T. (1995a). Violent recidivism: Assessing predictive validity. *Journal of Consulting and Clinical Psychology, 63*, 737-748.

Rice, M.E., & Harris, G.T. (1995b). Psychopathy, schizophrenia, alcohol abuse, and violent recidivism. *International Journal of Law and Psychiatry, 18*, 333-342.

Rice, M.E., & Harris, G.T. (1997). Cross validation and extension of the Violence Risk Appraisal Guide for child molesters and rapists. *Law and Human Behavior, 21*, 231-241.

Ruiter, C. de (2002). De terbeschikkingstelling. In P.J. van Koppen., D.J. Hessing, H.L.G.J. Merkelbach & H.F.M. Crombag (red.), *Het recht van binnen: psychologie van het recht* (p. 991-1001). Deventer: Kluwer.

Ruiter, C. de (2003). Diagnostiek en behandeling in de forensische psychiatrie: een pleidooi voor meer evidence-based practice. In A.H. Schene, Th. Heeren, F. Boer, H. Henselmans, J. van Weeghel & B. Sabbe (red.), *Jaarboek psychiatrie en psychotherapie* (p. 187-202). Houten: Bohn Stafleu van Loghum.

Ruiter, C. de, & Veen, V.C. (2004). *Terugdringen van recidive bij drie typen geweldsdelinquenten: werkzame interventies bij relationeel geweld, seksueel geweld en algemeen geweld*. Utrecht: Trimbos-instituut.

Vertommen, H., Verheul, R., Ruiter, C. de, & Hildebrand, M. (2002). *Handleiding bij de herziene versie van Hare's Psychopathie Checklist*. Lisse: Swets Test Publishers.

Vogel, V. de, & Ruiter, C. de (in druk). The HCR-20 in personality disordered female offenders: A comparison with a matched sample of males. *Clinical Psychology and Psychotherapy*.

Vogel, V. de, Ruiter, C. de, Beek, D. van, & Mead, G. (2003). De waarde van gestructureerde risicotaxatie: een retrospectief empirisch onderzoek bij behandelde seksuele delinquenten. *Maandblad Geestelijke volksgezondheid, 58*, 9-20.

Vogel, V., de, Ruiter, C., de, Hildebrand, M., Bos, B., & Ven, P. van de (2004). Different ways of discharge and (risk of) recidivism measured by the HCR-20 and PCL-R in a sample of treated forensic psychiatric patients. *International Journal of Forensic Mental Health, 3*, 149-165.

Webster, C.D., Douglas, K.S., Eaves, D., & Hart, S.D. (1997). *HCR-20. Assessing the risk of violence. Version 2*. Burnaby, Canada: Simon Fraser University and Forensic Psychiatric Services Commission of British Columbia.

Van risicotaxatie naar risicohantering: indicatiestelling bij forensisch-psychiatrische patiënten

C. de Ruiter en M. Hildebrand

Inleiding

Wanneer een forensisch psycholoog of psychiater een indicatievraag moet beantwoorden is dit meestal bij de start van een forensisch-psychiatrische behandeling, bijvoorbeeld in het kader van een terbeschikkingstelling of een poliklinische forensische interventie. Het kan echter ook voorkomen dat de strafrechter vraagt om een advies over de meest wenselijke straf of maatregel, c.q. behandeling, in het kader van een onderzoek naar de geestesvermogens en de toerekeningsvatbaarheid van een verdachte. De indicatie wordt dan meestal vrij globaal geformuleerd, bijvoorbeeld in termen van TBS met dwangverpleging, TBS met voorwaarden, en dergelijke. Ook een forensisch psycholoog of psychiater die werkzaam is binnen een penitentiaire inrichting kan gevraagd worden een indicatie te formuleren voor een gedetineerde die last heeft van psychische klachten.

Het doel van de meeste interventies binnen een forensische context is het verminderen van het recidiverisico van een onderzochte, zodat een verantwoorde terugkeer naar de samenleving mogelijk wordt. Dit doel is duidelijk anders dan het doel van interventies in een algemene klinische context: daar staat de afname van psychische klachten, vergroting van welbevinden en de kwaliteit van leven centraal. Voor de meeste gedragskundigen die binnen een forensische setting gaan werken is deze andere doelstelling even wennen. De indicaties dienen voornamelijk gesteld te worden op basis van de risicotaxatie. Als een cliënt een lage zelfwaardering heeft, maar dit kenmerk heeft geen relatie met het gepleegde delict en met het risico van toekomstige delicten, dan is vergroting van de zelfwaardering geen goede behandelindicatie. Maar indicaties gericht op de verandering van dynamische risicofactoren als impulsiviteit, vijandigheid en egocentrisme kunnen een belangrijk onderdeel zijn van forensische behandelinterventies.

Relatie tussen risicotaxatie en vereist beveiligingsniveau

Het recidiverisico, zoals vastgesteld met behulp van gestructureerde risicotaxatie-instrumenten, zoals de HCR-20 en de SVR-20, wordt bepaald door drie typen risicofactoren: statische factoren, zoals de criminele voorgeschiedenis; dynamische, in principe veranderbare factoren als het klinische beeld, en situationele of contextfactoren, zoals het sociale steunnetwerk en psychosociale stress (zie hoofdstuk 1 van dit boek). Het eindoordeel over het recidiverisico wordt gevormd op basis van een analyse van de risicofactoren die in het betreffende instrument opgenomen zijn, met speciale aandacht voor hun eventuele onderlinge interactie. Dit risicotaxatie-oordeel valt uiteen in drie categorieën: laag, matig en hoog. Veel mensen denken dat dit een te grove categorisering is, maar uit een aantal studies is inmiddels gebleken dat dit categoriale oordeel een significant betere voorspeller is van gewelddadige recidive dan een eenvoudige numerieke optelling van de risicofactoren van de HCR-20 (Douglas, Ogloff & Hart, 2003; De Vogel & De Ruiter, ter publicatie aangeboden; De Vogel, De Ruiter, Hildebrand, Bos & Van de Ven, 2004). Bovendien blijkt uit onderzoek over risicocommunicatie dat een categoriale wijze van rapporteren over recidiverisico de voorkeur heeft van gedragsdeskundigen en rechters die de risico-inschattingen gebruiken voor het nemen van beslissingen (Heilbrun, Philipson, Berman & Warren, 1999; Hilton & Simmons, 2001).

In vergelijking met het ongestructureerde klinische oordeel heeft het oordeel op basis van de HCR-20 een significant hogere predictieve waarde. In tabel 2-1 is dit goed te zien: van een groep terbeschikkinggestelden die was ontslagen uit een TBS-kliniek, recidiveerde in totaal 36%. Door de categorisering in laag, matig en hoog recidiverisico op basis van de HCR-20 blijkt zeer goed te voorspellen welke patiënten zullen recidiveren met een nieuw geweldsdelict: 0% van de patiënten met een eindoordeel 'laag risico' recidiveerde, 15% met een eindoordeel 'matig' en 62% van de patiënten met een eindoordeel 'hoog'.

Er bestaan in Nederland op dit moment geen richtlijnen waarin handvatten worden gegeven voor het leggen van een relatie tussen het ingeschatte risiconiveau en het vereiste beveiligingsniveau voor een forensische patiënt. Bovendien kunnen forensische patiënten onder een groot aantal verschillende justitiële titels in beveiligde settings behandeld worden. Wat betreft het strafrecht zijn dat bijvoorbeeld: TBS met bevel tot verpleging; TBS met voorwaarden; PIJ-maatregel (plaatsing in een inrichting voor jeugdigen); bijzondere voorwaarden bij voorwaardelijk strafdeel; schorsing preventieve hechtenis met bijzondere voorwaarden.

Tabel 2-1 Relatie geweldsrecidive en HCR-20-eindoordeel.

HCR-20 eindoordeel	*aantal recidivisten*	*percentage recidivisten*	*aantal patiënten*
laag	0	0	14
matig	7	15%	47
hoog	36	62%	58
	43	36%	119

Gebaseerd op: De Vogel, De Ruiter, Hildebrand, Bos & Van de Ven (2004).

Bijzondere voorwaarden kunnen zijn: verplicht reclasseringstoezicht of verplichte behandeling in een forensische polikliniek Ook onder civielrechtelijke wetgeving kunnen forensische patiënten worden opgenomen, bijvoorbeeld met een Inbewaringstelling (IBS), Rechterlijke machtiging (RM) of Voorwaardelijke machtiging.

Forensisch-psychiatrische zorg is gericht op vermindering van het recidiverisico en omvat dus mede het begrip beveiliging. Beveiliging is dat aspect van de forensisch-psychiatrische zorg dat gericht is op risicoreductie, nu en in de toekomst. Deze beveiliging of risicohantering (*risk management*) kan bereikt worden door bewaking of materiële beveiliging, maar ook door behandeling, begeleiding of toezicht gericht op risicoreductie. Het eindoordeel over het risiconiveau is een samenvatting van het recidiverisico op een aantal dimensies:

1 kans (waarschijnlijkheid) dat het delict opnieuw zal optreden;
2 ernst van het delict;
3 frequentie waarmee het delict zal optreden;
4 snelheid (bijvoorbeeld in een verlofsituatie) waarmee het delict zal optreden;
5 toegankelijkheid en aard van potentiële slachtoffers.

Het is dus mogelijk dat het eindoordeel 'hoog risico' gegeven wordt, ook in een geval waarin er maar een geringe kans is op een zeer ernstig (lethaal) delict. Omgekeerd kan ook een risicotaxatie 'matig' gegeven worden bij een partnermishandelaar die weliswaar frequent, maar slechts milde vormen van geweld gebruikt tegen zijn vrouw.

De bevindingen in tabel 2-1 laten zien dat van de groep patiënten met een als laag ingeschat recidiverisico niemand recidiveerde met een nieuw geweldsdelict binnen een periode van circa 8 jaar na vertrek uit de TBS-kliniek. Voor deze groep is terugkeer naar een zelfstandig bestaan in de maatschappij dus een verantwoorde beslissing geweest. De categorie hoog risico, daarentegen, is in meerderheid teruggevallen in ernstig delictgedrag, en deze groep patiënten dient dan ook in een beveiligde setting te zijn opgenomen. Die beveiliging kan bestaan in dikke muren en een hoog hek met prikkeldraad, maar ook in intensieve vormen van begeleiding. Afhankelijk van het ingeschatte vluchtgevaar zijn bij de patiënten uit de categorie 'hoog' wel of geen begeleide verloven verantwoord. Voor de categorie patiënten met een als matig ingeschat recidiverisico is het gewenste beveiligingsniveau nog het lastigst te bepalen. Vaak zijn onbegeleide verloven in het kader van een resocialisatietraject, transmuraal wonen of ambulante forensische behandeling c.q. toezicht verantwoord. Het recidiverisico dient vooral bij groepen patiënten die al een aantal vrijheden genieten (de categorieën laag en matig) voortdurend gemonitored te worden, omdat de dynamische risicofactoren en de contextfactoren gemakkelijk kunnen fluctueren. In het algemeen wordt dan ook geadviseerd om risicotaxaties minstens ieder half jaar tijdens de looptijd van een juridische maatregel te herhalen (Philipse, De Ruiter, Hildebrand & Bouman, 2000).

De rol van recidive *base rates*

Base rates van recidive voor verschillende typen delinquenten zijn nuttige informatie bij het uitvoeren van risicotaxaties. Helaas zijn nergens in de literatuur gemakkelijk hanteerbare tabellen met exacte cijfers van *base rates* van recidive voorhanden. De forensische professional die een risicotaxatie moet verrichten moet het doen met bevindingen uit losse studies, en daaruit een globale indruk ontwikkelen over *base rates* van recidive. Het bepalen van werkelijke *base rates* is namelijk vrijwel onmogelijk. De groep forensisch-psychiatrische patiënten beweegt zich in en uit sectoren als het strafrechtsysteem, de GGz, de verslavingszorg en de maatschappelijke opvang, en van lang niet alle geweldsincidenten wordt aangifte gedaan (Webster & Hucker, 2003).

Webster en Hucker (2003) beschrijven vier belangrijke studies die informatie bevatten over *base rates* van gewelddadige recidive bij verschillende categorieën delinquenten. Twee hebben betrekking op (forensisch-)psychiatrische patiënten en die zullen we hier bespreken. Harris, Rice, en Cormier (1993) deden een follow-up-studie (7 en 10 jaar na ontslag) bij 600 mannelijke geweldsdelinquenten die opgenomen waren geweest op de *high security*-afdeling van Penetanguishene Mental Health Center in Ontario, Canada. De *base rate* van gewelddadige recidive was 31%. De Hare Psychopathy Checklist (PCL, zie hoofdstuk 1 van dit boek) was de sterkste voorspeller van recidive.

De tweede belangrijke studie is de *MacArthur Risk Assessment Study*, de eerste grote prospectieve studie naar de voorspelling van geweldsrecidive onder 1000 psychiatrische patiënten uit drie Amerikaanse steden (Pittsburgh, Worcester en Kansas City). De recidivegegevens werden gehaald uit ziekenhuis- en politiedossiers (Monahan e.a., 2001). Ook in deze studie was psychopathie, ditmaal gemeten met de PCL Screening Versie, de krachtigste voorspeller van gewelddadig gedrag. Andere belangrijke voorspellers waren kindermishandeling en middelenmisbruik. De *base rate* voor geweld was 18% voor de groep met alleen een ernstige psychiatrische symptoomstoornis zonder middelenmisbruik of -afhankelijkheid. De groep met een co-morbide stoornis gerelateerd aan middelenmisbruik had een recidive van 31%. Een derde groep met een co-morbide persoonlijkheidsstoornis met problematisch middelenmisbruik had een *base rate* van geweld van 43%. Deze bevindingen onderstrepen maar weer eens het belang van het beoordelen van risicofactoren in combinatie met elkaar, in plaats van apart.

Ook bij seksuele delinquenten zijn follow-up-studies over lange termijn naar recidive verricht. Bonta en Hanson (1995), bijvoorbeeld, vonden dat in een groep van 316 zedendelinquenten die in Canada gedetineerd waren geweest 5 jaar na ontslag 15% opnieuw veroordeeld was voor een zedendelict, na 15 jaar was dat 25%. Uit een overzichtsstudie met in totaal 4724 seksuele delinquenten uit Canada, de Verenigde Staten en het Verenigd Koninkrijk bleek dat er geen grote verschillen zijn tussen verkrachters en pedoseksuele daders qua recidivepercentage (Harris & Hanson, 2002).

Bij het beoordelen van deze recidivepercentages moeten echter drie zaken in ogenschouw genomen worden. Ten eerste is onbekend wat het werkelijke recidivepercentage is, omdat in deze studies alleen officiële veroordelingen zijn meegenomen. Juist bij zedendelicten is bekend dat het zogenaamde *dark number* groot is, omdat veel slachtoffers geen aangifte doen en veel daders uit handen van justitie blijven. Ten tweede is bekend dat veel zedendelinquenten niet recidiveren met een zedendelict, maar met een ander geweldsdelict (Hanson, 2003; Hildebrand, De Ruiter & De Vogel, 2003). Ten derde zijn er bepaalde risicofactoren die het recidiverisico bij zedendelinquenten op nieuwe zedendelicten sterk verhogen, waardoor het recidivepercentage veel hoger uitkomt dan de 15% na 5 jaar die hierboven werd genoemd. Een deviante seksuele voorkeur, zoals blijkend uit een voorkeur voor seks met kinderen, met niet-instemmende partners en gewelddadige seks, verhoogt het risico sterk (Hildebrand e.a., 2003). Ook persoonlijkheidsstoornissen vallend onder cluster B, waaronder begrepen psychopathie, jonge leeftijd bij het eerste zedendelict, verschillende typen zedendelicten in de voorgeschiedenis en zedendelicten met onbekende slachtoffers, verhogen het recidiverisico sterk.

Wat werkt in risicohantering?

De wetenschappelijke literatuur over effect-evaluatieonderzoek bij forensisch-psychiatrische patiënten is bijzonder schaars. Aan het begin van de jaren negentig van de vorige eeuw constateerden Dolan en Coid (1993) al dat effect-evaluatieonderzoek bij forensische patiënten zich niet alleen diende te richten op het meten van criminele recidive, maar ook op het meten van verandering in risicofactoren die relevant zijn in relatie met recidive. Net als in het buitenland is effectonderzoek in de forensische psychiatrie in Nederland veelal beperkt gebleven tot recidiveonderzoek (Leuw, 1995, 1999). In dit soort onderzoek wordt beschreven hoeveel van de terbeschikkinggestelden gedurende een bepaalde follow-up-periode (bijvoorbeeld 8 jaar na ontslag) opnieuw een ernstig gewelds- of zedenmisdrijf plegen.
Recent is een evaluatieonderzoek naar de effectiviteit van behandeling in de Dr. Henri van der Hoeven Kliniek verricht bij 87 terbeschikkinggestelden; bij de opname en na gemiddeld 21 maanden behandeling werd een uitgebreide multimethodische testbatterij afgenomen (Hildebrand, 2004). De resultaten wijzen uit dat de patiënten gemiddeld geen enkele significante verandering laten zien op 33 indicatoren voor boosheid, gebrekkige stresstolerantie, gebrek aan zelfinzicht, egocentrisme en impulsiviteit. Door het ontbreken van een controlegroep is niet eenduidig vast te stellen wat de oorzaak is van de afwezigheid van enig effect op deze dynamische risicofactoren. Het is mogelijk dat deze risicofactoren zeer moeilijk veranderbaar zijn, dat ze pas na een langere periode van behandeling veranderen of dat de geboden behandeling inadequaat was. Uiteraard is het ook mogelijk dat de gebruikte indicatoren (psychologische tests) niet gevoelig genoeg waren om verandering te meten. Daar staat tegenover dat de gebruikte tests in ander onderzoek naar het effect van psychotherapie wel veranderingen lieten zien. Effect-evaluatieonderzoek bij forensische patiënten staat, in vergelijking met hetzelfde soort onderzoek bij algemeen psychiatrische patiënten, nog in de kinderschoenen.
De auteurs van de HCR-20 hebben in 2001 een *Companion Guide* bij de HCR-20 gepubliceerd waarin voor alle dynamische risicofactoren (de C- en de R-items) suggesties voor *risk management*-interventies worden gedaan (Douglas, Webster, Hart, Eaves & Ogloff, 2001). Wij verwijzen de geïnteresseerde lezer graag naar deze publicatie (zie www.sfu.ca/psychology/groups/mhlpi/) en geven hier slechts enkele voorbeelden van interventiemethoden voor een paar van de risicofactoren. Het veranderen van procriminele attitudes (C2) is een belangrijk behandel-

doel van trainingsprogramma's als *Reasoning and Rehabilitation* (Ross & Fabiano, 1985). Voor de hantering van impulsiviteit (C4) zijn elementen van Linehan's (1993) Dialectische Gedragstherapie bruikbaar. Het bieden van effectieve sociale steun staat centraal in de hantering van item R3. Daarvoor dient eerst een analyse gemaakt te worden van het type sociale steun dat ontbreekt: instrumentele steun, emotionele steun, waardering en/of informatie (Henggeler, Schoenwald, Borduin, Rowland & Cunningham, 1998). Met behulp van zo'n analyse kan dan een plan van aanpak gemaakt worden waarin ruimte is voor formele vormen van steun (bijvoorbeeld gezinstherapie om de onderlinge relaties in het gezin te verbeteren), informele steun (het totstandbrengen van contacten in de buurt zodat men elkaar kan helpen in noodsituaties) en persoonlijke steun (de betrokkene wordt lid van een sportclub om aan zijn conditie te werken en nieuwe mensen te ontmoeten).

Casus

Steven is een 27-jarige man die wegens herhaaldelijke (> 30) opzettelijke brandstichting met gevaar voor goederen en personen is veroordeeld tot 18 maanden gevangenisstraf en TBS met bevel tot verpleging van overheidswege. Hij is niet eerder veroordeeld. Steven is onlangs opgenomen in een TBS-kliniek, en wordt psychologisch onderzocht om indicaties voor de behandeling te stellen. Het uiteindelijke doel van de behandeling is het terugdringen van het recidiverisico, zodat een veilige terugkeer naar de samenleving mogelijk is.

Dossierstudie en anamnese
Steven werd na een probleemloze zwangerschap veertien dagen te vroeg geboren. Als hij een half jaar oud is krijgt hij een beknelde liesbreuk, wordt geopereerd en verblijft twee weken in het ziekenhuis. Drie maanden later krijgt hij een longontsteking. Zijn functieontwikkeling verloopt zonder problemen.
De kleuterschool en de lagere school doorloopt Steven zonder moeilijkheden. Zijn prestaties zijn gemiddeld, hij heeft veel contacten op school, vooral met de groepjes die geintjes maken. Tot zijn 15e is hij een enthousiaste voetballer. Hij gaat naar de horecavakschool en volgt de bakkersopleiding zonder doublures. Hij gaat in een bakkerij werken en men is erg tevreden over hem. Vanaf zijn 16e jaar drinkt hij bier en gebruikt hij hasj. Op zijn 20e wordt hij gedwongen ontslag te nemen bij de bakkerij omdat hij geld verduisterd zou hebben. Hij gaat bij een andere bakkerij werken, maar ook daar wordt hij ontslagen vanwege diefstal, waarvan aangifte wordt gedaan. De zaak wordt geseponeerd.
In militaire dienst komen Stevens problemen met autoriteit sterk naar voren. Hij begaat veelvuldig overtredingen zoals vernieling en brandstichting, waarvoor hij voor de krijgsraad moet verschijnen. Na driekwart jaar wordt hij afgekeurd. Zijn ouders zijn erg teleurgesteld in hem. Omdat hij niet terug wil in het bakkersvak, gaat hij als magazijnmedewerker bij een groothandel werken. Zijn werkgever is tevreden over hem; hij is overal inzetbaar en altijd bereid overuren te maken. In de weekenden gaat hij uit met vrienden en drinkt hij veel bier.
Steven heeft vanaf zijn 17e kortdurende relaties. Hij voelt zich onzeker over zijn uiterlijk en cijfert zichzelf weg in die relaties. Op zijn 22e krijgt hij een relatie met een 18-jarig meisje, dat uit een probleemgezin komt. Na ongeveer een jaar gaan ze samenwonen, maar ze hebben veel ruzie. Tijdens een weekenduitje met vrienden in België ontmoet hij een Nederlandse vrouw op wie hij verliefd wordt. Hij kiest voor haar en verlaat zijn vriendin. Deze nieuwe relatie duurt echter maar twee maanden vanwege grote verschillen in milieu en interesses. De vrouw verlaat hem en Steven voelt zich eenzaam in zijn woning. Hij gaat veel uit en drinkt behoorlijk. Iedere keer als hij gaat drinken, gebruikt hij ook nog een tot anderhalve gram cocaïne. Zijn werk blijft hij naar tevreden-

heid doen. Tevergeefs probeert hij de relatie met zijn ex-vriendin te herstellen, maar zij vertrouwt hem niet meer.
Steven sticht in een periode van een half jaar opzettelijk een groot aantal branden, volgens eigen zeggen uit boosheid. Hij doet dit als hij na cafébezoek op weg is naar huis. Hij heeft dan veel bier gedronken en zegt dat hij geen weerstand kan bieden aan de drang tot brandstichting. Hij probeerde te vermijden brand te stichten op plaatsen waar hij kon vermoeden dat er personen aanwezig zouden zijn. Hij sticht branden in vuilcontainers, schoolgebouwen, winkels, bedrijfspanden en auto's. Uiteindelijk wordt hij op heterdaad betrapt, waarna hij tijdens het verhoor alle eerdere brandstichtingen bekent.

Klinische indrukken

Steven legt gemakkelijk contact en vertelt al in het eerste gesprek uitgebreid over zijn problemen. Hij vertelt dat hij in de gevangenis veel over zichzelf heeft nagedacht en geleerd heeft wat meer over zijn problemen te praten. Hoewel hij veel uit zichzelf vertelt maakt hij ook een enigszins gespannen indruk. Hij beschrijft zichzelf als snel gekrenkt en snel jaloers.
De brandstichtingen heeft hij volgens zichzelf gepleegd uit woede over de verlating door zijn vriendin. Hij miste haar gezelschap en vluchtte naar het café. Onderweg van het café naar huis stichtte hij in de periode na de relatiebreuk veelvuldig brand. Opvallend is dat Steven in deze periode bij niemand steun heeft gezocht.

Testonderzoek

Om inzicht te verkrijgen in de aard en ernst van de problematiek van Steven zijn de volgende tests afgenomen: SCL-90 (Symptom Checklist-90), NVM (Nederlandse Verkorte MMPI), PDQ-R (Personality Disorder Questionnaire-Revised) en ASI (Addiction Severity Index). De PDQ-R is een screeningsinstrument dat een globaal beeld geeft van de aan- of afwezigheid van persoonlijkheidspathologie. De ASI is een semi-gestructureerd interview waarmee de aard en ernst van verslavingsproblematiek vastgesteld kan worden. De ruwe scores van de SCL-90 en de NVM zijn vermeld in tabel 2-2.

SCL-90

Steven scoort in vergelijking met de normgroep poliklinische psychiatrische patiënten zeer laag op de SCL-90 totaalscore (tabel 2-2). In vergelijking met de normgroep normalen scoort hij gemiddeld op de SCL-90, waarbij alleen de subschalen 'angst', 'somatische klachten' en 'insufficiëntie van denken en handelen' op bovengemiddeld niveau uitkomen. Steven rapporteert dus wel enige milde spanningsklachten zoals een brok in de keel en concentratieproblemen, maar opvallend (en niet in overeenstemming met de

Tabel 2-2 Scores van Steven op de SCL-90 en NVM.

SCL-90		*NVM*	
schaal	*ruwe score*	*schaal*	*ruwe score*
angst	12	negativisme	20
agorafobie	7	somatisatie	0
depressie	19	verlegenheid	6
somatisatische klachten	16	psychopathologie	2
insufficiëntie van denken en handelen	14	extraversie	16
interpersoonlijke sensitiviteit	22		
hostiliteit	6		
slaapproblemen	3		
overig	10		
totaalscore	109		

Noot: SCL-90 = Symptom Checklist-90; NVM = Nederlandse Verkorte MMPI.

boosheid die uit zijn delicten blijkt) is de zeer lage score op de hostiliteitschaal. Het is mogelijk dat Steven gevoelens van boosheid ontkent; de uitkomsten uit de rest van het diagnostisch onderzoek kunnen daar wellicht uitsluitsel over geven.

NVM
Ook de scores op de NVM-schalen geven een relatief normaal beeld. Steven scoort in vergelijking met normalen laag op 'verlegenheid' en gemiddeld op 'extraversie' en 'psychopathologie'. Alleen op de negativisme-schaal heeft hij een bovengemiddelde score, wat wijst op negativisme en passief-agressief vermijdingsgedrag.

PDQ-R Steven heeft een gemengde persoonlijkheidsstoornis met antisociale en narcistische trekken.

ASI
Steven geeft aan weinig klachten gehad te hebben in de periode vóór en tijdens de delicten. Hij had geen lichamelijke of psychische klachten, geen problemen op het werk, maar over zijn sociale leven was hij niet tevreden. Vanaf zijn 16e gebruikt Steven alcohol en softdrugs. Vanaf zijn 20e werd dit gebruik zeer frequent (driemaal per week of vaker). Cocaïnegebruik begon toen hij 20 was en werd zeer frequent vanaf zijn 23e. Zowel alcohol als drugs hebben volgens Steven een rol gespeeld bij de delicten. De middelen drukten zijn angsten weg en daardoor durfde hij meer. Toch vond Steven zijn middelengebruik in die periode niet problematisch.

Risicotaxatie
Volgens de HCR-20 moeten 20 risicofactoren beoordeeld worden op een drie-puntsschaal: afwezig/mogelijk of in minder ernstige mate aanwezig/duidelijk aanwezig. De HCR-20 is geen psychologische test, maar een richtlijn op basis waarvan een oordeel over het delictrisico wordt gevormd. Stevens HCR-20 laat het volgende beeld zien (zie tabel 2-3).

Samenvatting en beantwoording indicatievraag
Het psychodiagnostische onderzoek geeft aanwijzingen voor aanzienlijke persoonlijkheidspathologie bij Steven. Zijn lijdensdruk lijkt gering, hij is eerder geneigd tot uitageren van zijn spanningen (lage SCL-90 totaalscore, laag op 'Verlegenheid' en op 'Psychopathologie'; relatief hoge score op 'Negativisme' van de NVM). De lage lijdensdruk zou ook kunnen wijzen op een zeer defensieve antwoordtendentie bij Steven. Hiermee in tegenspraak is echter dat de PDQ-R aangeeft dat Steven voldoet aan een aantal criteria van de antisociale en de narcistische persoonlijkheidsstoornis, wat in ieder geval niet wijst op een extreem defensieve testattitude (anders zou hij deze criteria immers niet aangekruist hebben).
De belangrijkste behandeldoelen kunnen nu geformuleerd worden op basis van de uitkomsten van het totale psychodiagnostische onderzoek:

- Bewerking van de narcistische persoonlijkheidsproblematiek, bijvoorbeeld met cognitieve gedragstherapie volgens Young (1994; schema-focused therapy). Hiermee verbonden zijn ook de boze, negativistische houding, het wantrouwen, de neiging gevoelens te onderdrukken, enzovoort. De leefgroep waarin hij in de kliniek verblijft biedt vele mogelijkheden om nieuw gedrag te oefenen, een reëler zelfbeeld te ontwikkelen en zijn gevoelsleven beter te leren kennen en te hanteren.
- Aanpak van de verslavingsproblematiek (inclusief de ontkenning daarvan), bijvoorbeeld met een terugvalpreventieprogramma (Casselman, 1996; Prochaska & DiClemente, 1994).
- Versterken van sociale en probleemoplossingsvaardigheden.
- Indien Steven een nieuwe relatie mocht krijgen: begeleiding daarbij.
- Het risico van gewelddadig gedrag is binnen de kliniek gering; daarbuiten is het nu nog hoog. Pas nadat Steven duidelijke vorderingen gemaakt heeft op bovengenoemde punten, wordt een nieuwe risicotaxatie verricht, en is verlofuitbreiding misschien aan de orde.

Tabel 2-3 HCR-20-scores van Steven.

historische items		
1	eerder geweld	*duidelijk aanwezig*
2	jonge leeftijd bij eerste geweld	in enige mate aanwezig
3	instabiliteit van relaties	*duidelijk aanwezig*
4	problemen in arbeidsverleden	afwezig
5	problemen met middelengebruik	*duidelijk aanwezig*
6	psychische stoornis (as I)	afwezig
7	psychopathie	in enige mate aanwezig
8	problemen in de kindertijd	in enige mate aanwezig (spijbelen, vandalisme)
9	persoonlijkheidsstoornis	*duidelijk aanwezig*
10	eerder onttrekking aan toezicht	afwezig
klinische items		
1	gebrek aan zelfinzicht	in enige mate aanwezig (bagatelliseren van middelenmisbruik)
2	negatieve opvattingen	*duidelijk aanwezig* (wantrouwen, negativisme)
3	actieve psychotische symptomen	afwezig
4	impulsiviteit	in enige mate aanwezig (m.n. in de delicten)
5	reageert niet op behandeling	afwezig
risicohanteringsitems (context = intramuraal)		
1	geringe kans dat plannen zullen slagen	afwezig (is wel gemotiveerd)
2	blootstelling aan destabiliserende factoren	afwezig (geen alcohol, drugs beschikbaar) afwezig (familie is juist erg betrokken)
3	gebrek aan persoonlijke steun	afwezig
4	werkt niet mee aan behandeling	mogelijk aanwezig (spanning van begin
5	hoog niveau van ervaren stress	opname)

Tot slot

In dit hoofdstuk is een globale schets gegeven van de specifieke mogelijkheden en onmogelijkheden van risicotaxatie en risicohantering in een forensisch kader. Risicotaxatie is nog een jonge tak van wetenschap, zeker in Nederland. Veel is niet onderzocht, waardoor het ideaal van *evidence-based practice* nogal eens vervalt tot *best practice-based evidence*. Er zijn vrijwel geen normgegevens op psychologische tests beschikbaar voor forensische populaties. De aard van het diagnostische werk in een forensisch kader, en de nog wankele wetenschappelijke basis ervan, leggen een zware verantwoordelijkheid op de diagnosticus: hij moet zo transparant mogelijk zijn in de keuze van zijn testinstrumentarium en zijn wijze van rapporteren. Meer nog dan in de algemene psychodiagnostiek geldt de norm van voorzichtige formuleringen en van de permanente noodzaak tot reflectie op het eigen werk door super- en intervisie, en bijscholing.

Met betrekking tot interventiemethoden voor risicohantering gelden de argumenten uit de vorige paragraaf *a fortiori*. De empirische basis is hier nog wankeler, zeker wat betreft effectonderzoek in Nederland. Toch zijn er hoopgevende ontwikkelingen, zoals de aangetoonde effectiviteit van multisystemische behandeling voor ernstig antisociaal gedrag bij adolescenten en van *anger management* bij volwassen geweldplegers (zie De Ruiter & Veen, 2004, voor een overzicht van werkzame interventies).

Literatuur

Bonta, J., & Hanson, R.K. (1995). *Violent recidivism of men released from prison.* Paper 103rd Annual Convention of the American Psychological Association, New York.

Casselman, J. (1996). *Met vallen en opstaan. Motivatiebevordering en terugvalpreventie bij alcohol- en andere drugsproblemen.* Leuven-Apeldoorn: Garant.

Dolan, B.M., & Coid, J.W. (1993). *Psychopathic and antisocial personality disorders: Treatment and research issues.* London: Gaskell.

Douglas, K.S., Ogloff, J.R.P., & Hart, S.D. (2003). Evaluation of a model of violence risk assessment among forensic psychiatric patients. *Psychiatric Services, 54,* 1372-1379.

Douglas, K.S., Webster, C.D., Hart, S.D., Eaves, D., & Ogloff, J.R.P. (Eds.) (2001). *HCR-20 Violence Risk Management Companion Guide.* Simon Fraser University, Burnaby, Canada: Mental Health, Law, and Policy Institute.

Hanson, R.K. (2003). Sex offenders. In C.D. Webster & S.J. Hucker (Eds.), *Release decision making* (p. 141-151). Hamilton, Ontario: St. Joseph's Healthcare.

Harris, A.J.R., & Hanson, R.K. (2002). *Recidivism in sexual offenders.* Niet gepubliceerd. Solicitor General Canada.

Harris, G.T., Rice, M.E., & Cormier, C.A. (2002). Prospective replication of the Violence Risk Appraisal Guide in predicting violent recidivism among forensic patients. *Law and Human Behavior, 26,* 377-394.

Heilbrun, K., Philipson, J., Berman, L., & Warren, J. (1999). Risk communication: Clinician's reported approaches and perceived values. *Law and Human Behavior, 24,* 137-148.

Henggeler, S.W., Schoenwald, S.K., Borduin, C.M., Rowland, M.D., & Cunningham, P.B. (1998). *Multisystemic treatment of antisocial behaviour in children and adolescents.* New York: Guilford.

Hildebrand, M. (2004). *Psychopathy in the treatment of forensic psychiatric patients: Assessment, prevalence, predictive validity, and clinical implications.* Academisch proefschrift Universiteit van Amsterdam. Amsterdam: Dutch University Press.

Hildebrand, M., & Ruiter, C. de (1998). Ontwikkelingen in het onderzoek naar psychopathie. *De Psycholoog, 33,* 314-320.

Hildebrand, M., & Ruiter, C. de (2004). PCL-R psychopathy and its relation to DSM-IV Axis I and Axis II disorders in a sample of male forensic psychiatric patients in the Netherlands. *International Journal of Law and Psychiatry, 27,* 233-248.

Hildebrand, M., Ruiter, C. de, & Beek, D.J. van (2001). *SVR-20. Richtlijnen voor het beoordelen van het risico van seksueel gewelddadig gedrag.* Utrecht: Forum Educatief.

Hildebrand, M., Ruiter, C. de, & Vogel, V. de (2003). Recidive van verkrachters en aanranders na TBS: de relatie met psychopathie en seksuele deviatie. *De Psycholoog, 38,* 114-124.

Hilton, N.Z., & Simmons, J.L. (2001). The influence of actuarial risk assessment in clinical judgments and tribunal decisions about mentally disordered offenders in maximum security. *Law and Human Behavior, 25,* 393-408.

Leuw, E. (1995). *Recidive na ontslag uit TBS.* Arnhem: Gouda Quint.

Leuw, E. (1999). *Recidive na TBS. Patronen, trends en processen en de inschatting van gevaar.* Den Haag: ministerie van Justitie, WODC.

Linehan, M.M. (1993). *Skills training manual for treating borderline personality disorder.* New York: Guilford.

Monahan, J., Steadman, H.J., Silver, E., Appelbaum, P.S., Robbins, P.C., Mulvey, E.P., Roth, L., Grisso, T., & Banks, S. (2001). *Rethinking risk assessment: The MacArthur study of mental disorder and violence.* Oxford: Oxford University Press.

Philipse, M., Ruiter, C. de, Hildebrand, M., & Bouman, Y. (2000). *HCR-20: Beoordelen van het risico van gewelddadig gedrag. Versie 2.* Nijmegen/Utrecht: Pompestichting/Van der Hoeven Stichting.

Prochaska, J.O., & DiClemente, C.C. (1994). *The transtheoretical therapy: Toward a more integrative model of change.* Malabar, FL: Krieger Publishing.

Ross, R.R., & Fabiano, E. (1985). *Time to think: A cognitive model of delinquency prevention and offender rehabilitation*. Johnson City, TN: Institute of Social Sciences and Art.

Ruiter, C. de (2000). Forensische psychodiagnostiek en risicotaxatie: Ontwerp van een forensisch-psychologisch testinstrumentarium. In T.I. Oei & M.S. Groenhuijsen (red.), *Forensische psychiatrie anno 2000. Actuele ontwikkelingen in een breed perspectief* (p. 301-317). Deventer: Gouda Quint.

Ruiter, C. de, & Greeven, P.G.J. (2000). Personality disorders in a Dutch forensic psychiatric sample: Convergence of interview and self-report measures. *Journal of Personality Disorders, 14*, 162-170.

Ruiter, C. de, & Veen, V.C. (2004). *Terugdringen van recidive bij drie typen geweldsdelinquenten: werkzame interventies bij relationeel geweld, seksueel geweld en algemeen geweld.* Utrecht: Trimbos-instituut.

Vertommen, H., Verheul, R., Ruiter, C. de, & Hildebrand, M. (2002). *Hare's Psychopathie Checklist: Handleiding*. Lisse: Swets Test Publishers.

Vogel, V. de, & Ruiter, C. de (ter publicatie aangeboden). Structured professional judgment of violence risk in forensic clinical practice: A prospective study into the predictive validity of the Dutch HCR-20.

Vogel, V. de, Ruiter, C. de, Beek, D.J. van, & Mead, G. (2003). De waarde van gestructureerde risicotaxatie: een retrospectief empirisch onderzoek bij behandelde seksuele delinquenten. *Maandblad Geestelijke Volksgezondheid, 58*, 9-29.

Vogel, V. de, Ruiter, C. de, Hildebrand, M., Bos, B., & Ven, P. van de (2004). Type of discharge and risk of recidivism measured by the HCR-20. A retrospective study in a Dutch sample of treated forensic psychiatric patients. *International Journal of Forensic Mental Health, 3*, 149-165.

Webster, C.D., & Hucker, S.J. (2003). *Release decision making*. Hamilton, Ontario, Canada: St. Joseph's Healthcare.

Young, J.E. (1994). *Cognitive therapy for personality disorders: A schema-focused approach. Revised edition.* Sarasota: Professional Resource Press.

Functionele gezinstherapie in de behandeling van jeugdige forensisch-psychiatrische patiënten

R.E. Breuk, A. van Dam, C.M. Disse en T.A.H. Doreleijers

Inleiding

Een belangrijk onderscheid tussen forensische psychiatrie voor volwassen en jeugdigen is dat de forensische jeugdpsychiatrie veel vaker te maken heeft met jeugdigen die nog bij hun ouders wonen. In deze gezinnen wordt de interactie vaak gekenmerkt door ruzies en conflicten, terwijl er tegelijkertijd weinig onderlinge steun en directe communicatie is tussen de gezinsleden. Al of niet samenhangend met de langdurige gedragsproblemen van de jongeren, hebben ouders nogal eens onvoldoende opvoedingsvaardigheden en houden ze te weinig toezicht op hun kind. Een deel van de ouders is door persoonlijke omstandigheden verzwakt als opvoeder. Voorbeelden hiervan zijn overbelasting van de ouder in een één-oudergezin, relationele spanningen tussen de ouders, psychopathologie van de ouder(s) en sociaal-economische problemen.

Systematische *evidence-based* interventies gericht op ouder(s) en gezinnen met jeugdigen met forensisch-psychiatrische problematiek werden in Nederland tot voor kort niet toegepast. In 2003 is hier een begin mee gemaakt met het introduceren van Functionele gezinstherapie (Alexander & Parsons, 1982; Alexander, Pugh, Parsons & Sexton, 2000) op de afdeling forensische jeugdpsychiatrie van *De Bascule* (Amsterdam). In navolging startten in de loop van 2004 de jeugdafdelingen van *De Waag* (Utrecht, Amsterdam) en de afdeling forensische jeugdpsychiatrie van *De Viersprong* (Halsteren) met Multisysteemtherapie (Henggeler & Schoenwald, 1998).

In dit hoofdstuk worden de wetenschappelijke basis van Functionele gezinstherapie, de behandeling zelf en de implementatie van deze gezinstherapie binnen een forensisch-jeugdpsychiatrisch centrum besproken. In aansluiting hierop wordt een casus gepresenteerd. Tot slot volgen de voorlopige conclusies en de plannen voor verdere implementatie van en onderzoek naar Functionele gezinstherapie in Nederland.

Wetenschappelijke basis van Functionele gezinstherapie

Functionele gezinstherapie werd in 2002 door Sexton en Alexander beschreven als een bewezen effectieve gezinsgerichte behandeling voor jeugdigen met gedragsproblemen. Deze gezinstherapie, *Functional Family Therapy* (FFT), is reeds begin jaren zeventig van de vorige eeuw ontwikkeld (Alexander & Parsons, 1973; Parsons & Alexander, 1973) en blijkt, in een recent overzicht van bewezen effectieve methoden (de serie *Blueprints for Violence Prevention*)[1], een van de tien bewezen meest effectieve interventies (Alexander e.a., 2000).
De therapie is ontwikkeld voor gezinnen met jeugdige delinquenten. Zij bleek niet alleen in staat om de communicatie binnen deze gezinnen aantoonbaar te veranderen, maar bovendien het aantal recidives te halveren in vergelijking met een niet-behandelde controlegroep, die alleen begeleiding kreeg van de reclassering (Alexander & Parsons, 1973; Parsons & Alexander, 1973). In latere studies (Barton, Alexander, Waldron, Turner & Warburton, 1985; Gordon, Arbuthnot, Gustafson & McGreen, 1988) zijn deze resultaten met betrekking tot delictrecidives gerepliceerd, zowel binnen hoog-risicogezinnen als in studies met professionals die minder geschoold waren dan psychotherapeuten.
In 1982 beschreven Alexander en Parsons FFT, met als uitgangspunt de effectief bewezen oudertraining van Patterson (1982), en boden aanvullende interventies, afkomstig uit de communicatietheorie, cognitieve therapie en systeemtheorie. In recentere publicaties (2002) worden deze uitgangspunten door Sexton en Alexander verbreed en in een meer gedetailleerde handleiding beschreven (Sexton & Alexander, 2004). FFT is een multisysteembenadering gericht op alle relevante systeemniveaus (individueel, gezin, gemeenschap) en op alle voor de cliënt relevante ervaringsgebieden (biologisch, gedragsmatig, emotioneel, cognitief, cultureel en relationeel). De therapie is niet alleen breed georiënteerd qua theoretische achtergronden (gedrags-, systeem-, cognitieve therapie en intrapsychische theorieën), maar ook onlosmakelijk verbonden met de klinische praktijk, wetenschappelijk onderzoek en implementatie en training.
FFT is ontwikkeld als een alternatief voor toen bestaande vaak individueel gerichte behandelingen, waarbij gezinnen van jeugdigen met gedragsproblemen vaak het label 'ongemotiveerd', 'vol weerstand' en 'disfunctioneel' kregen. Zij tracht deze weerstand te begrijpen, beschuldigingen en negativiteit te doorbreken en de gezinnen te motiveren en hoop te geven.
De belangrijkste vernieuwing is, dat de gedragsveranderingsfase van de therapie voorafgegaan wordt door een *verbindings- en motiveringsfase*, waarin gezinnen voorbereid worden op die gedragsverandering. Na die fase is er een mogelijkheid tot het bespreken van problematiek op het individuele vlak en/of binnen een subsysteem van het gezin (bijvoorbeeld moeder en kind, broer en zuster) en volgt er een generalisatiefase, waarin de therapeut zich geleidelijk terugtrekt.
Functionele gezinstherapie ontleent haar naam aan het feit dat de therapeut in de verbindings- en motiveringsfase hypothesen opstelt over de relaties tussen gezinsleden en welke functies daaraan ontleend worden. Functionele relaties worden gedefinieerd als 'stable patterns of interaction between youth and family,

1 Center for the Study and Prevention of Violence, University of Colorado at Boulder, Institute of Behavioral Science, Campus Box 442, Boulder, Colorado.

represented by the internal representations of the individual in these relations' (Sexton, Weeks & Robbins, 2003, p. 329). Het opvallende aan Functionele gezinstherapie is dat ze de functies die gezinsleden elkaar toekennen niet probeert te veranderen (omdat dit niet werkt en tot afbreuk van de therapie leidt), maar beter aan de situatie aangepaste manieren probeert te vinden om deze functies uit te oefenen. De rationale hiervoor is, dat een therapeut geen zeggenschap heeft over hoe onderlinge relaties vormgegeven worden, maar alleen bemoeienis heeft daar waar het functioneren bij de uitvoering van zo'n keuze daadwerkelijk wordt belemmerd. Zo zal het behandeldoel bij een zeer hecht verbonden vader en zoon niet zijn 'de symbiose losser te maken'. De hechte band wordt geaccepteerd en er worden doelen gesteld om binnen deze nabijheid bijvoorbeeld duidelijker te communiceren zoals door kortere boodschappen in plaats van steeds weer met elkaar te bekvechten.

Functionele gezinstherapie onderscheidt qua functionele relaties twee dimensies: *relationele verbondenheid* en *relationele hiërarchie*. Relationele verbondenheid is het meest wezenlijk en beschrijft de door de gezinsleden beleefde en/of gewenste onderlinge afstand en nabijheid. Daarbij kan onderscheid worden gemaakt tussen *1* afstand wensen (*separating*), *2* nabijheid zoeken (*merging*) en *3* wisselend beide functies hebben (*midpointing*). Relationele hiërarchie beschrijft de onderlinge krachtverhouding (de een boven de ander is een complementaire relatie, gelijkwaardigheid is symmetrisch). Een voorbeeld hiervan staat in de verderop beschreven casus.

Heel belangrijk voor FFT is het betrouwbaar en competent uitvoeren van de gezinstherapie zoals beschreven in de handleiding, de zogenaamde behandelintegriteit. Om de integriteit te bevorderen zijn meetinstrumenten ontwikkeld, waarbij verschillende informanten gebruikt worden, te weten: cliënt, therapeut en supervisor. In de praktijk houdt dit in dat de cliënt na elke drie sessies een kort vragenlijstje invult en een uitgebreidere lijst na afloop van de therapie. Daarnaast doet de therapeut verslag via een voorgestructureerd formulier per zitting op de FFT-website. Ten slotte houdt de supervisor per supervisie en per casus bij hoe de therapeut zich aan het model houdt (*adherence* én *competence*) en wordt over de therapeut driemaal per jaar schriftelijk verslag gedaan over de vorderingen als FFT-therapeut door het invullen van een gestandaardiseerd evaluatieformulier (*Global Therapist Rating*). Uit een studie van Sexton en Alexander (2002) bleek dat bij competente en zeer competente FFT-therapeuten de jeugdigen significant minder recidiveerden (50% recidivereductie versus 22% reductie in de controlegroep), terwijl de niet-competente therapeuten dezelfde resultaten boekten als de niet-behandelde controlegroep, die alleen begeleid werd door de jeugdreclassering.

Functionele gezinstherapie: een gefaseerde behandeling

Functionele gezinstherapie is zowel gestructureerd als flexibel van opzet. Gestructureerd, omdat zij is opgebouwd uit een vast aantal behandelfasen met elk haar eigen doelen, die als ankers voor de therapeut in de therapie functioneren (zie figuur 3-1). Flexibel, omdat ze gegeven moet worden door sensitieve gezinstherapeuten, die zorgvuldig beoordelen welke individuele behandelstrategie het

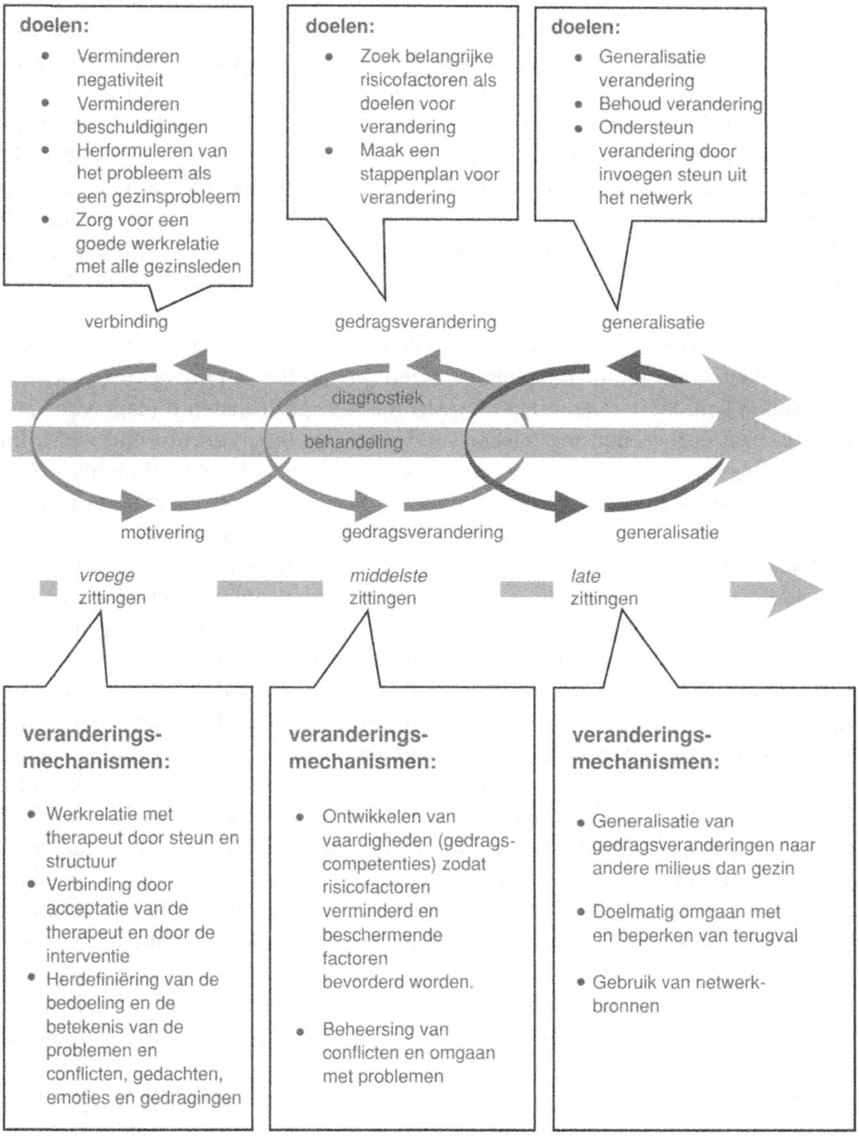

Figuur 3-1 Klinisch veranderingsmodel functionele gezinstherapie.
Met toestemming van Th. Sexton vertaald en overgenomen uit T.L. Sexton & J.F. Alexander (2002), Functional Family Therapy: An empirically supported, family-based intervention model for at-risk adolescents and their families. In F. Kaslow (Ed.), Comprehensive handbook of psychotherapy *(Vol. II). New York: Wiley.*

best passend is voor dít unieke gezin (Alexander & Sexton, 2002; Sexton & Alexander, 2002; Sexton e.a., 2003). Functionele gezinstherapie is een kortdurende therapie (variërend van drie tot zes maanden), gezinnen met een matig risico hebben meestal genoeg aan 8-12 zittingen, ingewikkelder problematiek kan tot een therapie met ruim 30 zittingen leiden.

De *eerste fase* van FFT heet, zoals eerder vermeld, de *verbindings- en motiveringsfase*. In deze fase wordt in de eerste zittingen zo spoedig mogelijk gefocust op (probleem)gedrag, waarbij bezien wordt welk gedrag dit probleemgedrag weer bij de andere gezinsleden oproept, zodat het probleem geherdefinieerd kan worden als een gezamenlijk ervaren gezinsprobleem. Om dit te bereiken wordt eerst gewerkt aan een therapeutische band tussen de therapeut en alle (individuele) gezinsleden, door middel van het uitspreken van waardering voor de mening van cliënten (*validating*) en het herbenoemen (*reframing*) en van een positieve lading voorzien van onderlinge negativiteit en beschuldigingen. Bijzonder is het feit dat deze twee processen hand in hand gaan.
Bij *reframing* worden niet alleen uitspraken en gedachten, maar ook emoties benoemd en van een andere lading voorzien (bijvoorbeeld 'pijn' achter 'woede'). Bovendien kan de therapeut met dit instrument de gezinsleden uitdagingen aanreiken en/of gezinsleden met elkaar verbinden (*linking*). Voortdurend wordt bij cliënten nagegaan of de *reframes* geaccepteerd worden, of dat ze opnieuw geformuleerd moeten worden. Aan het einde van de verbindings- en motiveringsfase (na drie tot zes zittingen) is er zo een geleidelijke verandering ontstaan in de probleemdefiniëring. Het gezin komt meestal binnen met een op het individu gerichte, vaak beschuldigende verklaring van het probleemgedrag ('vader is autoritair', 'de jongere trekt zich nergens wat van aan en gaat zijn/haar eigen gang') en weet dit geleidelijk te ontwikkelen tot een meer gezinsgerichte beschrijving van het probleem, met een positievere lading en formulering van de bijdrage en uitdagingen voor elk van de gezinsleden. Deze probleemherdefiniëring is het uitgangspunt voor de gedragsveranderingsfase.
Een voorbeeld hiervan ter verduidelijking: de jongere wil graag leren zelfstandig te zijn. De vader is bezorgd en tracht het kind te behoeden voor misstappen. Omdat de zoon niet duidelijk maakt dat hij vaders lessen hoort, gaat vader ze steeds nadrukkelijker herhalen. Als reactie hierop doet de zoon alsof hij zijn eigen gang gaat. Een mogelijkheid om te *reframen* is vader te erkennen in zijn boosheid (valideren) en de boosheid te herbenoemen als uiting van bezorgdheid (*reframen*, herlabelen). Vervolgens kan, als vader dit accepteert, een verbinding met de zoon gemaakt worden, zodat deze alleen de boosheid en controle ziet en niet de bezorgdheid (*reframen*, zowel 'verbinden' als 'herlabelen intenties vader') (figuur 3-2).
De handleiding besteedt veel aandacht aan de therapeutvaardigheden; de indruk wordt gewekt dat het structureren door de therapeut (directief, helder, zelfvertrouwen uitstralend) meer samenhangt met de effectiviteit van de gedragsveranderingsfase, relationele gerichtheid van de therapeut (niet beschuldigend, warm, integratie van door gezinsleden geuite woorden, gedragingen en gevoelens, en *self-disclosure*) meer met het succes in de verbindings- en motiveringsfase.
In de *gedragsveranderingsfase* (fase 2) richt de therapeut zich op de relevante risicofactoren die verandering kunnen belemmeren en wordt een plan voor verandering doorgevoerd. Mogelijke interventies zijn: communicatietraining, probleemoplossing, conflicthantering en trainen van opvoedingsvaardigheden.
Het is belangrijk dat de therapeut een aantal haalbare gedragsveranderingen aanreikt aan het gezin die aansluiten op de in de eerste fase opgestelde probleemdefiniëring van dat specifieke gezin. Het uitgangspunt daarbij is: beter een beperkt aantal binnen het gezin passende gedragsveranderingen, die het gezin zelf

in staat is zich eigen te maken en vol te houden, dan training van veel meer, maar net niet passende vaardigheden.

Daarna richt de therapeut zich in fase 3, de *generalisatiefase*, op het generaliseren van behaalde resultaten buiten het gezin (bijvoorbeeld: goede probleemoplossing nu ook met leeftijdgenoten of op school) en op het omgaan met, en voorkomen van, terugval. In deze fase is het belangrijkste doel gezinsleden te motiveren hun eigen problemen op te lossen, waarbij ze hun sterke kanten en geleerde vaardigheden benutten. Daarnaast is het belangrijk dat de gezinsleden minder afhankelijk van hun therapeut worden. Zij worden actief aangemoedigd ook buiten het

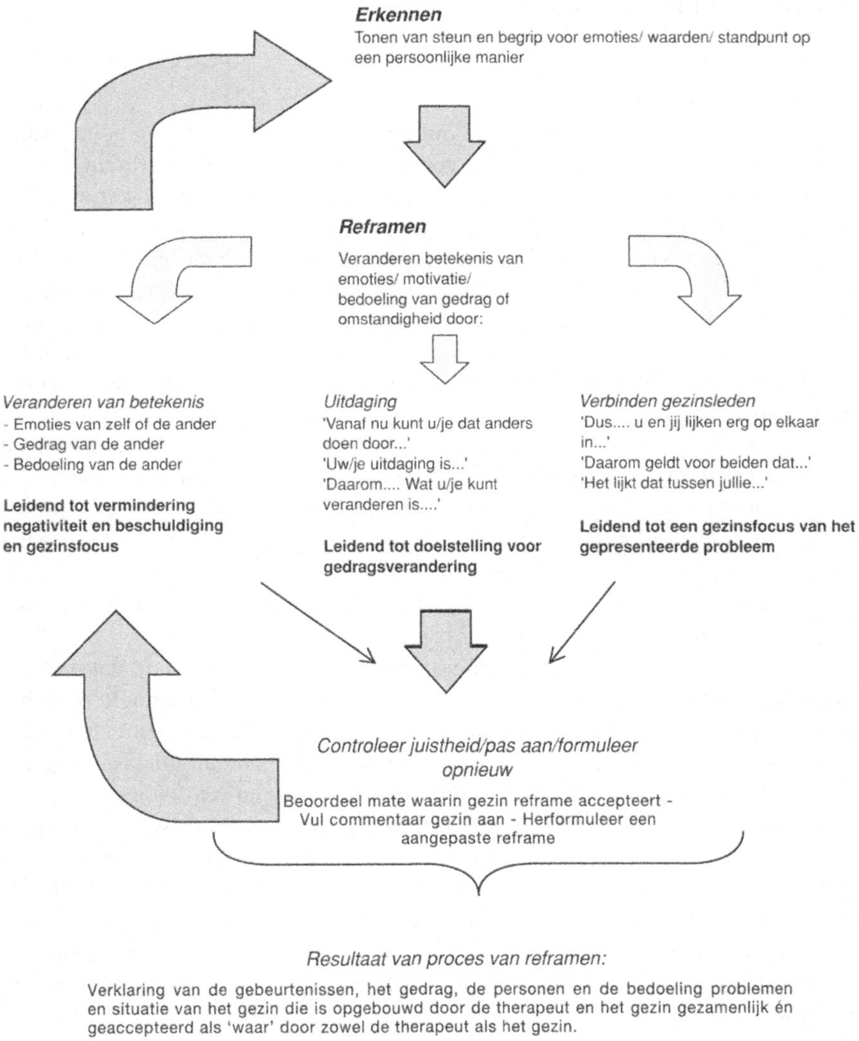

Figuur 3-2 Reframen als een relationeel therapeutisch proces.
Met toestemming van Th. Sexton vertaald en overgenomen uit T. L. Sexton & J. F. Alexander (in druk), Functional Family Therapy for externalizing disorders in adolescents. In J. LeBow (Ed.), Clinical handbook of family therapy. *New York: Wiley.*

gezin te oefenen en daar waar nodig hulpbronnen (binnen de eigen familie- of vriendenkring, in de buurt) te zoeken en in te schakelen. Motivatie voor de (komst naar de) therapie is nog steeds aan de orde, zeker wanneer het goed gaat met het gezin en het gezin te snel de therapie wil afsluiten. Het belangrijkste is dat de gezinstherapeut langzamerhand afstand neemt en het gezin helpt te vertrouwen op de eigen mogelijkheden, ook bij eventuele nieuwe moeilijkheden en/of terugval.

Implementatie van Functionele gezinstherapie in een forensisch-jeugdpsychiatrisch centrum

De keuze voor Functionele gezinstherapie

In Nederland wordt van oudsher de oudertraining als behandeling voor ouders van kinderen met gedragsproblemen gegeven, een gedragstherapeutische behandeling die zowel individueel als in groeps/cursusvorm gegeven kan worden (Bosch & Ringrose, 1997). Hoewel oudertraining *evidence-based* is (Patterson, 1982) en gedragsveranderingstrategieën bevat, vond *De Bascule* deze behandeling onvoldoende voor de groep van jeugdige delinquenten en hun ouder(s)/gezinnen. Gemist werd een duidelijke focus gericht op het gezin als geheel. Bovendien was er binnen deze gezinnen vaak sprake van zoveel negativiteit en onderlinge beschuldigingen dat een behandelstrategie nodig was gericht op gedragsverandering binnen het gezin.
Kazdin (1997) noemt in een overzichtsartikel van *evidence-based* behandelingen voor kinderen met gedragsproblemen twee gezinsbenaderingen: Functionele gezinstherapie en Multisysteemtherapie (Henggeler & Schoenwald, 1998). Multisysteemtherapie legt het zwaartepunt op de sociale ecologie van het kind – het brede netwerk van jeugdige en gezin, waarbij verbetering van het gezinsfunctioneren één van de doelen van de interventies is – terwijl Functionele gezinstherapie zich primair richt op het functioneren van het gezin zelf.
In de praktijk werkt Multisysteemtherapie van buiten naar binnen, dat wil zeggen: het accent ligt op het sociale netwerk in de buurt en op school en op het grotere vrienden- en familienetwerk van de jongere, terwijl Functionele gezinstherapie eerst met het gezin zelf werkt en daarna in de generalisatiefase het gezin leert zelf gebruik te maken van de steun en hulpbronnen uit de omgeving. FFT werkt dus meer van binnen naar buiten. Daarnaast is Multisysteemtherapie (MST) allereerst een gedragstherapie met interventies gericht op de ouders, terwijl Functionele gezinstherapie meer een gezinstherapie is, die vooral in de gedragsveranderingsfase gebruik maakt van gedragstherapeutische interventies, maar overigens niet vastgelegd kan worden op één traditie: er zijn elementen uit de structurele gezinstherapie, de communicatietheorie en de strategische school.
De Bascule gaf om meerdere redenen de voorkeur aan Functionele gezinstherapie:
- FFT richt zich op het functioneren van het gezin zelf, terwijl MST zich meer richt op het sociale netwerk. De gezinnen die hulp zochten bij het dagbehandelingcentrum hadden vaak te kampen met veel onderlinge relationele problemen. Hier voldeed een gezinstherapie beter aan de vraag van de cliënten.

- FFT past beter binnen een GGz-instelling, aangezien de meeste behandelingen binnen het centrum plaatsvinden, terwijl MST alleen buiten de instelling plaatsvindt.
- De theoretische uitgangspunten van FFT sloten beter aan bij de Contextuele gezinstherapie (Nagy & Kresner, 1986), die op dat moment binnen het centrum gegeven werd.

Uitbreiding van een dagbehandelingsprogramma met FFT: verschuiving van een individuele- naar een gezinsfocus

Vier jaar geleden bestond het dagbehandelingsprogramma uit een cognitief-gedragstherapeutisch georiënteerd trainingsprogramma, uitgevoerd door sociotherapeuten, vaktherapeuten, een onderwijskracht, een psychotherapeut en een kinder- en jeugdpsychiater. Naast groepstrainingen en/of -therapieën (socialevaardigheidstraining, agressieregulatietraining, psycho-educatie) werden onderwijs, sport, creatieve therapieën, psychotherapie en zo nodig medicatie gegeven. De dagbehandeling duurde in totaal 9-12 maanden en bestond uit drie fasen: *1* een start-/wenfase, *2* een doelenfase en *3* een generalisatiefase. Na de afsluiting van de dagbehandeling werden de jeugdigen nog op individuele basis gezien. Ouders werden daarnaast op onregelmatige tijden gezien door de gezinstherapeut. Deze oudergesprekken stonden los van de behandeling als geheel en werden gezien als de taak van de (contextuele) gezinstherapeut.

Contextuele gezinstherapie en FFT

Contextuele gezinstherapie (CGT) heeft een uitgebreide theoretische achtergrond en daaraan gekoppelde klinische diagnostiek en interventies (Nagy & Kresner, 1986). Omdat het echter niet de traditie van wetenschappelijk onderzoek heeft, zoals FFT, kon deze therapie geen alternatief zijn voor FFT. Gekozen werd daarom FFT in te voeren en te bezien welke elementen uit de CGT binnen het centrum behouden konden blijven. Om deze keuze te verduidelijken volgt nu eerst uitgeleg van enkele concepten uit de CGT.
De (eerste) centrale theorie van CGT is dat de loyaliteit tussen verschillende generaties van (biologische) gezinsleden niet verbroken kan worden. Als een kind gedwongen wordt om zijn loyaliteit tegenover (een van) beide ouders te loochenen, dan zal dit problemen en vaak psychische klachten als resultaat hebben. In de theorie wordt dit 'gespleten loyaliteit' genoemd.
De tweede centrale theorie is die van de zogenaamde 'relationele ethiek'. Deze houdt in dat een kind recht heeft op zorg, liefde en opvoeding door de ouder. Als dit basale recht geschonden wordt, bijvoorbeeld bij verwaarlozing of misbruik van een kind, of omdat het kind te veel en voortdurend voor de ouder moet zorgen (parentificatie), dan bouwt het kind 'destructieve rechten' op, hetgeen tot grote problemen binnen gezinnen kan leiden. Soms hebben ouders zelf, in hun eigen jeugd, 'destructief recht' opgebouwd en eisen daarom meer zorg en aandacht van hun kind, waardoor ook deze kinderen weer deze 'rechten' opbouwen voor de volgende generatie, enzovoort.
Interventies binnen de CGT zijn: veelzijdige partijdigheid (de therapeut steunt alle gezinsleden in gelijke mate), gerichtheid op actie ondernemen (dóen in plaats

van zéggen iets te doen), erkenning geven voor de gedane investeringen en verminderen van beschuldigingen. Opmerkelijk is dat veelzijdige partijdigheid (*balanced alliance*), erkenning geven voor investeringen (*validating*) en beschuldigingen verminderen eveneens (letterlijk) doelen zijn van de eerste fase van de FFT, terwijl de gerichtheid op actie bij de FFT terug te vinden is in de gedragsveranderingsfase. Dit maakte het qua interventies gemakkelijk om een verbinding en overgang te maken van CGT naar FFT.
Het grootste verschil is het belang van loyaliteit binnen de gezinnen en de daaruit voortvloeiende problemen. In het oorspronkelijke CGT-model wordt, meer dan gebruikelijk in FFT, de gezinsgeschiedenis gericht op loyaliteitsproblemen uitgevraagd en wordt met deze thema's rekening gehouden bij het invoegen in het gezin. Bij sommige gezinnen wordt in de generalisatiefase, eventueel in individuele zittingen met een ouder, dit thema nog verder besproken, als blijkt dat problemen binnen het gezin door deze loyaliteitsproblemen nog onvoldoende verminderd zijn.

Aanpassingen om 'gezinsgericht' te worden: een overzicht

In de loop van 2000 werd besloten het forensisch-jeugdpsychiatrisch centrum stap voor stap om te vormen. In de dagelijkse praktijk werd begonnen ouders regelmatiger en op een aantal vaste evaluatiemomenten te zien, samen met andere teamleden (behandelaar, mentor).
In 2001 werd een oudertraining/-cursus geschreven (Metz & Breuk, 2001), die aan alle ouders aangeboden werd. Ouders die veel persoonlijke en/of relationele problemen hadden die hun opvoedingsvaardigheden in ernstige mate beïnvloedden, kregen aanvullende individuele ouderpaar-zittingen bij de gezinstherapeut. Geleidelijk werd zo bij alle ouders een aparte aanvullende intake gehouden en werden ook doelen voor ouders als opvoeders gesteld. Ter ondersteuning van de leerdoelen van ouders en om te zorgen voor een goede uitwisseling tussen dagprogramma en thuis, had de sociotherapeut/mentor eenmaal per week contact met een ouder. Dit leidde ertoe dat tijdens de behandelbesprekingen niet meer alleen over de jongere, maar ook steeds meer over de ouders gesproken werd.
In 2002 werd een therapiehandleiding geschreven, waarin de eerste twee fasen van de FFT beschreven werden. Na een *try-out* bij vijf gezinnen werd de therapie ingevoerd, in eerste instantie aan het eind van de behandeling, na de oudercursus. Hoewel het lukte bij gezinnen van verschillende culturen 'aan te sluiten', hadden de therapeuten het meest moeite met Marokkaanse gezinnen. Daarom werd besloten een Marokkaanse maatschappelijk werkende aan te stellen.
In 2003 werd een samenwerkingsverband opgericht met het FFT-centrum (FFT LCC, waarin LCC staat voor *limited liability corporation*) in de Verenigde Staten en ontving het team training en supervisie. Besloten werd *alle* gezinstherapeuten, psychologen/psychotherapeuten en de kinder- en jeugdpsychiater te laten opleiden, zodat FFT integraal ingevoerd kon worden. Met de toename van inzicht in de mogelijkheden van FFT en de voortschrijdende competentie van de voor FFT getrainde therapeuten, werd besloten om de therapie binnen de dagbehandeling te verplaatsen naar de eerste fase, als belangrijkste behandelinterventie.
In de tweede fase van de dagbehandeling (3-9 maanden) verschoof de focus meer naar individueel gerichte interventies (zowel individuele therapieën als groeps-

trainingen). Nadeel hiervan is, dat jongeren vanaf de start van de behandeling meteen zeer hard therapeutisch aan het werk gezet worden en niet geleidelijk kunnen wennen aan de leefgroep. Voordeel is dat ouders meteen betrokken waren, snelle verbeteringen binnen het gezin mogelijk bleken, de individuele behandeling van de jeugdige meer van huis uit gesteund werd en dat deze vaardigheden thuis geoefend konden worden. In hetzelfde jaar werd ook begonnen met het gebruik van meetinstrumenten en de FFT-website, om het volgens de regels uitvoeren van FFT te bevorderen. Op die website moet volgens een standaardformulier elke zitting door de FFT-therapeut ingevuld worden én moet de supervisor van elke supervisie gestandaardiseerd verslag doen van de supervisie over de individuele casus en de bezoeken aan de site.

Implementatie van FFT in het GGz-centrum (polikliniek en kliniek)

De Bascule is een GGz-instelling voor kinderen en jeugdigen. FFT werd er in eerste instantie geïntroduceerd binnen een forensisch-jeugdpsychiatrische afdeling (De Derde Oever), voor jeugdige delinquenten met psychische stoornissen.
De uitdaging was om FFT goed te implementeren als eerste behandeling en zo binnen gezinnen op het individu gerichte beschuldigingen te verminderen en de problemen te benoemen als gezinsproblemen. Tegelijkertijd moesten individuele risicofactoren van zowel jeugdigen (psychische stoornissen, invloed van verkeerde vrienden) als ouders (relationele conflicten, psychische stoornissen, loyaliteiten binnen het gezin) 'gediagnosticeerd' worden. Na De Derde Oever waren de polikliniek en de kliniek aan de beurt.
In 2001 was een polikliniek forensische jeugdpsychiatrie gestart. De implementatie van FFT werd bewerkstelligd door de intakefase in te korten tot drie weken: in week 1 vindt een intake-/kennismakingsgesprek plaats met jongere, ouders, verwijzer, gezinstherapeut en individuele behandelaar (zo nodig een psychiater); in week 2 vindt een tweede gezinsgesprek plaats, daarna worden vragenlijsten betreffende het functioneren van de jongere, de ouders en het gezin ingevuld en volgt een individueel gesprek zowel met de ouders als met de jongere; in week 3 vindt het adviesgesprek plaats met een voorlopige conclusie en advies en de week erna start de gezinstherapie als vast onderdeel. Bij goed functionerende gezinnen is deze therapie kort (8-12 gesprekken). Ingeschat wordt dat de meeste gezinnen in aanmerking komen voor deze therapie. Alleen bij alleenwonende jeugdigen óf bij absolute weigering van ouders om deel te nemen (de afgelopen jaren slechts een enkele maal voorgekomen) wordt hiervan afgeweken.
In de verbindings- en motiveringsfase en de gedragsveranderingfase vinden alleen gezinsgesprekken plaats en zo min mogelijk individuele interventies. De redenen hiervan zijn: *1* de gezinstherapie wordt niet verzwakt door individuele zittingen naast de gezinstherapie, waarin de cliënt zich kan beklagen over zijn gezin, *2* de therapeutische band kan met alle gezinsleden gelijkwaardig zijn, en *3* er kan niet één gezinslid beschuldigd worden zónder diens aanwezigheid. De therapeut kan in het bijzijn van iedereen beschuldigingen bewerken.
In zeldzame gevallen zal al gestart worden met medicatie (bijvoorbeeld wanneer er sprake is van psychose, depressie of ADHD) of met individuele ondersteuning van de jeugdige tijdens deze fase. Meestal zullen individuele of groepsinterven-

ties, voor zowel jeugdige als ouders, pas starten in de generalisatiefase van de gezinstherapie. In die fase krijgt de gezinstherapeut een minder grote rol.
Eind 2003 is een kliniek voor acht jeugdigen en jongvolwassenen gestart voor patiënten met ernstige psychische stoornissen en/of gedragsproblemen die vallen onder een justitiële maatregel. FFT gaat hier als nazorg ingezet worden bij het laatste deel van de behandeling, omdat bij langdurige opname in een kliniek onvoldoende thuis geoefend kan worden door de jongere en zijn ouders.

Casus

Reden voor aanmelding
In 2000 komt Enzo op 15-jarige leeftijd voor het eerst in aanraking met justitie, hetgeen na een aantal recidives twee jaar later resulteert in een voorwaardelijke Plaatsing in een Inrichting voor Jeugdigen (PIJ), een soort terbeschikkingstelling voor jeugdigen. Hij is veroordeeld voor diefstal, vechtpartij en mishandeling, joyriding (auto van vader) en het stelen van geld van zijn ouders. In 2002 overlijdt zijn vader; Enzo verblijft dan in detentie. Er volgt een verwijzing naar De Derde Oever met het verzoek tot diagnostiek en behandeling. Na een eerste start op de polikliniek volgt een terugval, zodat een start op de dagbehandeling voor Enzo in januari 2003 noodzakelijk wordt.

Psychiatrisch onderzoek

Classificatie volgens DSM-IV

as I	gedragsstoornis (312.8), reactieve hechtingsstoornis op de vroege kinderleeftijd (313.89), rouwreactie (V62.82) en latere depressieve stoornis NAO (311), ouder-kindrelatieprobleem (V61.20);
as II	uitgestelde diagnose (799.9), antisociale persoonlijkheidsproblematiek, met narcistische en borderline trekken;
as III	geen diagnose;
as IV	overlijden van vader, recente detentie, wisselende logeersituaties;
as V	GAF-score 31-40.

Hulpverleningsgeschiedenis
September 2000: drie keer contact met RIAGG in verband met gedragsproblemen.
In 2000: Bureau Halt en maatregel 'Hulp & Steun', na diefstal en (later) gewelddadige delicten.
April 2001: opname in een jeugdpsychiatrisch ziekenhuis in verband met diagnostiek naar ADHD (geen sprake van ADHD).
Augustus 2001: plaatsing in een residentiële orthopedagogische setting.
Juli 2002: intake bij particuliere psychologenpraktijk in verband met rouwverwerking; gezinsbegeleiding vanuit Bureau Jeugdzorg.

Start FFT
In eerste instantie komt de dagbehandeling nauwelijks op gang. Enzo verschijnt zeer onregelmatig. Door dreigende recidive, herhaaldelijke agressie van Enzo naar zijn moeder en niet voldoen aan de voorwaarden van de reclassering, wordt door de rechter besloten tot terugplaatsing in detentie. Enzo mag overdag wel de dagbehandeling volgen; dit is het moment waarop de FFT start.
Er volgen wekelijkse gesprekken met moeder en Enzo. Het jongere zusje, en een tante die een belangrijke rol speelt in Enzo's leven komen ieder twee keer. In de FFT wordt per gezin bekeken wiens aanwezigheid wanneer gewenst is. Soms zal het wenselijk zijn dat

het hele gezin bij elke sessie aanwezig is, maar dat hoeft niet in alle gevallen nodig en/of haalbaar te zijn. In totaal blijken er 35 gesprekken gevoerd te zijn (hoewel FFT flexibel is in het aantal zittingen, van 12 tot 35 gesprekken, leert de ervaring dat binnen de dagbehandeling de gezinsproblematiek vaak complex is en dat er meestal 30-40 zittingen noodzakelijk zijn om de doelen van de FFT te bereiken). De eerste tien sessies vinden nog plaats gedurende de detentie van Enzo, de overige sessies als hij weer thuis woont.

Fase 1: verbindings- en motiveringsfase

De psychopathologie is in kaart gebracht, maar zal niet de focus zijn in de gesprekken. In plaats daarvan gaat de therapeut in de gezinsgesprekken samen met moeder en Enzo op zoek naar de belangrijkste gezinsthema's. Onderzocht wordt tevens welke relationele functie de problemen hebben en wat ieders aandeel hierin is. In deze eerste fase is het van belang dat de negativiteit en beschuldigingen verminderd worden en dat er hoop op verbetering gecreëerd wordt. Doel is het gezin te laten accepteren dat het om gezinsproblemen gaat waar ieder verantwoordelijkheid voor draagt, zonder iemand te beschuldigen. Het is van groot belang dat ieder gezinslid zich gehoord en aangesproken voelt door de therapeut.

Enzo is erg boos en uit dit naar zijn moeder: 'Heb je nu je zin, nu zit ik weer vast en je misbruikt je macht, ik kan het nooit goed doen.' De therapeut valideert dit door te bevestigen en erkennen wat de jongen zegt. De therapeut benoemt de boosheid: 'Enzo, jij zegt dat je het gevoel hebt dat je het nooit goed kan doen in de ogen van je moeder. Dat maakt je boos omdat je het eigenlijk anders zou willen. Het klinkt gek maar dat is goed want je bent er niet onverschillig onder.' Enzo voelt zich gehoord en wordt wat rustiger. Vervolgens zoekt de therapeut in een dialoog met Enzo naar een breder kader voor zijn gevoel en handelen (reframen); de gevangenis roept gevoelens van eenzaamheid op en Enzo voelt zich mislukt.

Vervolgens wordt, door middel van herbenoemen, een start gemaakt in de richting van het creëren van een thema. Naar Enzo: 'Jouw boosheid is heel wat meer dan alleen boosheid. Misschien zorg je er zo wel voor dat jullie dan niet hoeven te denken aan al dat grote verdriet en verlies'. Later in het gesprek: 'Soms als gezinnen veel meemaken, kan een kind de aandacht trekken door "moeilijk te zijn" en zo de aandacht afleiden. Alleen weten ouders dat niet en zien alleen het moeilijke gedrag of de boosheid'. Moeder uit haar machteloosheid door het probleem geheel bij Enzo te leggen: 'Als jij gewoon eens wat redelijker zou zijn, zou het niet zo hoeven oplopen'. De therapeut: 'Als ik het goed hoor, begrijpt u niet wat er aan de hand is, wat u als moeder een naar gevoel geeft, omdat u niet weet waar u goed aan doet?'.

Verderop in het gesprek blijkt dat moeder het gevoel heeft het gezin waar ze zo hard voor gewerkt heeft kwijt te zijn. Haar man is overleden en haar zoon zit in de gevangenis. De boosheid van moeder en de beschuldigingen worden herbenoemd als gevoelens van verlies en uitputting door het vele geven en investeren in de gezinsrelaties. Haar zoon ziet dat verdriet niet, hij hoort alleen de boosheid en de afwijzing. Hierdoor voelen zij zich beiden afgewezen door elkaar: 'Door ruzie te maken lijken jullie elkaar te willen beschermen voor het immense verdriet en de angst van het verlies!'.

In een volgende sessie wordt het thema verder aangevuld met zaken die betrekking hebben op zelfstandigheid: 'Enzo, jij wilt als je met je vrienden bent, je eigen gang gaan. Dat is heel goed want dat past bij je leeftijd. Maar bij zelfstandigheid hoort ook dat jij er voor zorgt dat je moeder zich geen zorgen om je maakt, dat je moeder weet wanneer jij wel en niet haar hulp nodig hebt'. En tegenover moeder: 'Het is moeilijk om een kind, waar altijd zorgen over zijn geweest, te zien als een jongen die naar volwassenheid groeit. De uitdaging is dat jullie een nieuwe balans vinden tussen hulp bieden en ruimte geven'.

De therapeut luistert goed naar wat Enzo en zijn moeder op de themasuggesties antwoorden en gaat een dialoog hierover aan. Zo wordt het oorspronkelijke thema aangepast tot een gezinsthema waar beiden zich in kunnen vinden. In de praktijk betekent dit eindeloos veel rondes van beschuldigingen stoppen door middel van valideren (= bevestigen en erkennen) en herbenoemen. Dit laatste geschiedt op een zo persoonlijk mogelijke wijze om de gezinsleden aan elkaar te kunnen verbinden (door te beschrijven hoe ze op elkaar reageren, wat er gebeurt, wat hun verlangens zijn en wat hen verbindt).

De therapeut herhaalt en voegt uitkomsten toe aan het thema, vraagt of dit herkend wordt, tot er een gemeenschappelijk draagvlak is gecreëerd.
Functionele gezinstherapie vereist een zeer actieve rol van de therapeut. Hij/zij moet erg vasthoudend zijn en zich niet laten afschrikken door verbaal en non-verbaal geweld. Zo kreeg Enzo ruimte om zijn woede uit te schreeuwen en in het begin meerdere malen weg te lopen. Door goed te luisteren, steeds weer te herbenoemen (te vertalen van boosheid naar angst, verdriet en gebrek aan erkenning) en zich niet te laten ontmoedigen door negativiteit, lukt het de therapeut om samen met moeder en Enzo een basis van vertrouwen voor de volgende gesprekken te leggen.
Elke keer als er bij een nieuwe zitting gebeurtenissen ingebracht worden, zorgt de therapeut ervoor dat deze ingepast worden in het thema. Het thema wordt zo een levendig familieverhaal, waarbinnen ieder zijn verantwoordelijkheden heeft, maar alles wel met elkaar te maken heeft en waaraan elke keer weer lagen worden toegevoegd. Het fungeert als een anker in de gesprekken. Het behoedt de therapeut voor verdwalen in gebeurtenissen, verhalen en interacties.
Zodra het gezinsthema voldoende uitgewerkt is en ieder gezinslid besef heeft van zijn eigen verantwoordelijkheden, kan de therapeut bepalen dat er overgegaan kan worden naar de volgende fase. Alvorens deze stap te maken is het belangrijk om de relationele functies in beeld te hebben. Belangrijk uitgangspunt is dat niet gestreefd wordt naar het wezenlijk veranderen van mensen. Om vanuit respect aan te kunnen sluiten bij het wezen van een mens en diens relaties, wat betreft de doelen en opdrachten in de gedragsveranderingsfase, brengt de therapeut de relationele functies in kaart. Deze functies zijn gebaseerd op de behoefte aan afhankelijkheid en onafhankelijkheid, of een elkaar afwisselende behoefte aan deze twee (*midpointing*) in relaties. Weergegeven op een schaal van één tot vijf, staat drie dan voor *midpointing*, één voor onafhankelijkheid. De relationele functie van Enzo ten opzichte van moeder krijgt een drie, de relationele functie van moeder naar Enzo een twee. Het schema is een hulpmiddel voor de therapeut. Met de gezinsleden worden hun behoeften in relaties wel besproken, eerst in dialoog om de hypotheses te verfijnen en vervolgens om inzicht, uitleg of steun te geven. De enorme wisselingen in stemming van Enzo waren zowel voor Enzo als voor moeder soms verwarrend en vaak een reden om in de negatieve spiraal van verwijten te belanden. Het uitgangspunt is dat die wisselingen blijven maar het gaat erom dat zij dit leren accepteren en er constructiever mee om kunnen gaan. Deze hypotheses van de relationele functies vormen de leidraad in het zoeken naar voor ieder gezinslid passende en haalbare gedragsveranderingen.

Fase 2: gedragsveranderingsfase
De therapeut beslist wanneer er wordt overgegaan naar de volgende fase. Dit wordt duidelijk besproken met het gezin. Vervolgens wordt gekeken op welk gebied er het eerst gewerkt wordt aan nieuw of ander gedrag. Mogelijke gebieden zijn: communicatie (onderhandelen, positieve feedback, enzovoort), het reguleren van boosheid, opvoedingsvaardigheden, vergroten van vermogen tot probleemoplossing, enzovoort. In het kader van de haalbaarheid en motivatie zullen het altijd kleine stapjes dienen te zijn.
De functionele relatie van Enzo ten opzichte van moeder is als een drie gediagnosticeerd. Dit betekent dat er in de beoogde gedragsverandering rekening gehouden moet worden met zijn zeer sterk wisselende behoefte aan grote nabijheid (afhankelijkheid, nu bereikt door negatief contact af te dwingen) en afstand (onafhankelijkheid, nu bereikt door weg te lopen en niets te laten horen). Om dit gedrag te veranderen is het belangrijk om nieuw gedrag te oefenen met dezelfde relationele functie, en dus dezelfde uitkomst.
De functionele relatie van moeder ten opzichte van Enzo is als een twee gediagnosticeerd. Dit betekent dat in de relatiepatronen een uitkomst naar voren komt van enige mate van onafhankelijkheid en afstand (nu bereikt door veel ruimte te geven en, als er veel interactie is, daarna de afstand te zoeken). Hier geldt hetzelfde, namelijk dat nieuw te oefenen gedrag wel dezelfde relationele uitkomst moet hebben, wil het bij moeder passen.
Met Enzo en zijn moeder wordt afgesproken eerst te werken aan de boosheidsregulatie en het doorbreken van de negatieve spiraal die daardoor ontstaat. Aan de hand van uitleg en korte oefeningen, zowel tijdens de sessies als thuis, wordt gewerkt aan kleine

veranderingen. Elk gedrag wordt gekoppeld aan het gezinsthema en de therapeut zorgt ervoor dat moeder en Enzo voortdurend aan elkaar verbonden worden. Dus beiden moeten aan het werk! Zo kreeg Enzo de opdracht om, als hij vond dat zijn moeder doordramde en hij zijn boosheid voelde toenemen, te zeggen: 'Ik word boos'. Moeder kreeg de opdracht om te zeggen: 'Dan stoppen we nu en koelen we af'. Voorheen konden ruzies heel hoog oplopen en lang duren. Dankzij deze opdracht leerde ze de ruzies te stoppen en later pas op te lossen. Later werd er de opdracht aan toegevoegd om op een vast tijdstip zaken met elkaar door te nemen, aangevuld met oefeningen over positief communiceren.
De gezinsthema's blijven zich voortdurend verder verfijnen, omdat elk meegebracht probleem en elke gewenste gedragsverandering door middel van een voortdurende herbenoeming een plek krijgt in het thema. Het bewerken van beschuldigingen blijft op deze wijze actueel.
Om te kunnen bepalen waar de gedragsverandering op gericht wordt, wat passend is voor elk uniek gezin, is het belangrijk om de risico- en beschermende factoren in kaart te brengen. Beschermende factor is de vasthoudendheid van zowel moeder als Enzo. Moeder heeft bovendien het vermogen om erg vergevingsgezind te zijn en beiden geven elkaar de ruimte om het steeds weer 'opnieuw' te proberen en geen van beiden heeft behoefte aan 'oude koeien'. Hier is steeds erkenning voor gegeven, maar beide partijen zijn er ook doelbewust op aangesproken bij het oefenen van gedrag.
Een belangrijke risicofactor is het negatieve communicatiepatroon tussen Enzo en zijn moeder. Enzo heeft behoefte aan duidelijke opdrachten; aanvoelen wat er van hem verwacht wordt is moeilijk voor hem. Moeder wordt boos om niet begrepen en/of niet uitgevoerde opdrachten, uit dit niet op een directe maar op een algemene, beschuldigende manier. Enzo reageert afwijzend hierop, waardoor moeder zich machteloos voelt. Moeder maakt vervolgens een scherpe opmerking, waarop Enzo gaat schelden en uiteindelijk agressief wordt. Communicatie is dus een belangrijk doel geweest. Er is geoefend met korte, heldere boodschappen en het geven van positieve feedback aan elkaar. Ook het oefenen in onderhandelen is een belangrijk doel gebleken. Andere voorbeelden van oefeningen zijn: het voorbespreken van de activiteiten van het weekend en het elkaar op de hoogte houden van waar je bent.
De vooruitgang bestaat uit kleine stapjes met soms wisselend resultaat. Soms twee stappen vooruit en vervolgens weer drie achteruit, om er dan weer drie vooruit te gaan. Het is belangrijk om met het gezin de risicofactoren in beeld te brengen, om verwachtingen en wensen reëel te houden en alertheid hiervoor te creëren.

Fase 3: generalisatiefase

In deze fase gaat het erom de opgedane kennis in de gedragsveranderingsfase toe te leren passen op grotere en meerdere gebieden. De therapeut trekt zich meer terug in de gesprekken, haalt oefeningen weer in herinnering en laat moeder en Enzo ter plekke oefenen. Ook neemt de frequentie van de gesprekken af, al kan die tijdelijk weer toenemen, indien nodig. In deze fase kan, indien geïndiceerd, individuele therapie beginnen. In het geval van Enzo is in de dagbehandeling met psychotherapie gestart, gericht op rouwverwerking.
Enzo is niet gerecidiveerd en werkt nu vier dagen per week, tot grote tevredenheid van hemzelf, zijn moeder en ook zijn baas.

De Bascule (voorheen Paedologisch Instituut/afdeling De Derde Oever) is sinds vier jaar bezig om meer gezinsgericht te gaan werken, waardoor uiteindelijk Functionele gezinstherapie aangeboden wordt aan de meerderheid van de cliënten. Voor de dagbehandeling is dit sinds medio 2003 gerealiseerd, voor de polikliniek is het sinds het najaar van 2004 het geval. De kliniek gaat daarna deze gezinstherapie als nazorg aanbieden.
Deze veranderingen hebben drastische gevolgen gehad voor de manier van werken in het centrum: de problemen van jeugdigen worden nu veel meer verbonden met het functioneren van het gezin. Bovendien zijn de medewerkers meer in

staat, samenhangend met het model van FFT, om niet alleen te focussen op risicofactoren en problemen, maar ook op krachtige en beschermende eigenschappen van de gezinsleden. Opmerkelijk is dat het binnen het centrum in 80 à 90% van de gevallen lukt om ouders een actieve rol te laten spelen in de behandeling. Groot voordeel daarbij is dat, bij dreigend afhaken van de jongere, ouders vaak de jongere motiveren de behandeling voort te zetten. Gevolg is dat ambulante behandeling meer een alternatief voor en/of aanvulling op (langdurige) residentiële behandeling is.

Voorlopige conclusie, verdere implementatie en onderzoek naar Functionele gezinstherapie in Nederland

Het is opmerkelijk dat de afgelopen jaren twee politieke tendensen tegelijk zichtbaar zijn: aan de ene kant is er een roep om langer en strenger te straffen, aan de andere kant zijn er twijfels over het effect van detentie door met name de hoge recidivecijfers. Deze twijfel krijgt meer ruimte in het debat, tegelijkertijd met de roep om te zoeken naar alternatieven die werken, kortom naar *evidence-based* behandelingen. Er is eveneens steeds meer twijfel gerezen over het idee om de behandeling alleen te richten op de jeugdige delinquenten, zeker omdat gebleken is dat jongeren weer in hun oude fouten vervallen bij terugkeer in het gezin. Bij de zoektocht naar effectieve behandelingen treft het dat er voor soortgelijke gezinnen juist in de Verenigde Staten de afgelopen decennia *evidence-based* behandelingen ontwikkeld zijn, waarvan de Functionele gezinstherapie er één is.
De ontwikkelaars van de Functionele gezinstherapie (FFT Inc.) streven in de samenwerking met andere instellingen naar een partnerschap, waarbij zowel klinische belangstelling en behandeling, als onderzoek gedeeld kunnen worden. De FFT Inc. en *De Bascule* hebben in 2003 besloten om een langdurige samenwerking aan te gaan, met als doel zowel andere instellingen in Nederland te trainen als onderzoek te doen.
Vanaf 2004 worden Bureau Jeugdzorg Amsterdam, JJI Rentray, en twee forensisch-psychiatrische centra (De Viersprong te Halsteren en Groot Batelaar te Lunteren) gezamenlijk getraind gedurende een periode van drie jaar; FFT Inc. geeft de basistrainingen en traint de supervisoren van *De Bascule*, waarna *De Bascule* de supervisie en vervolgtrainingen verzorgt aan de genoemde instellingen. Het ligt in de lijn der verwachting dat er elk jaar nieuwe instellingen getraind zullen gaan worden.
In aansluiting hierop zal er onderzoek plaats gaan vinden, te beginnen in 2005 in Amsterdam. In Amsterdam zal de Jeugdreclassering getraind worden om meer gezinsgericht te werken en daar waar nodig gezinnen voor FFT te verwijzen naar *De Bascule*. *De Bascule* zal dan in haar polikliniek in 2005 honderd gezinnen behandelen, gerandomiseerd over twee behandelingen: 50 naar FFT als experimentele behandeling en 50 naar een oudertraining als controlebehandeling. Daarnaast zal via *matchen* een controlegroep geformeerd worden van jeugdigen die alleen begeleid worden door de jeugdreclassering. Twaalf en achttien maanden na de behandeling zullen de volgende verschillen tussen de genoemde drie groepen (FFT, oudertraining, jeugdreclassering) onderzocht worden: *1* delictrecidive, *2* psychosociaal functioneren van de jongere in gezin en op school/werk, *3* functi-

oneren van het gezin, en *4* psychisch functioneren van de jongere. Deze follow-up-gegevens zullen in de loop van 2007 verkregen worden.
Op langere termijn is het streven om in Nederland een netwerk van instellingen geïnstalleerd te hebben dat Functionele gezinstherapie aanbiedt én om met een aantal van deze instellingen een multicenter-studie te doen naar de effectiviteit van FFT. De verwachting is dat instellingen zich over een aantal jaren zullen moeten verantwoorden als zij niet op een systematische en bewezen effectieve manier gezinnen bij de behandeling van jeugdige delinquenten betrekken.

Literatuur

Alexander, J.F., & Parsons, V.P. (1973). Short-term behavioral intervention with delinquent families: Impact on family process and recidivism. *Journal of Abnormal Psychology, 81,* 219-225.

Alexander, J.F., & Parsons, B. (1982). *Functional Family Therapy.* Monterey, CA: Brooks/Cole.

Alexander, J.F., Pugh, C., Parsons, B., & Sexton, T.L. (2000). Book Three: Functional Family Therapy. In D.S. Elliot (Ed.), *Blueprints for violence prevention* (p. 117- 140). Golden, CO: Venture Publishing.

Alexander, J.F., & Sexton, T.L. (2002). Functional Family Therapy: A model for treating high-risk, acting out youth. In J. Below (Ed.), *Comprehensive handbook of psychotherapy* (Vol. 4, p. 111-132). New York: Wiley.

Barton, C., Alexander, J.F., Waldron, H., Turner, C.W., & Warburton, J. (1985). Generalizing treatment effects of Functional Family Therapy: Three replications. *American Journal of Family Therapy, 13,* 16-26.

Bosch, J.D., & Ringrose, H.J. (1997). *Mediatietherapie met ouders.* Houten/Diegem: Bohn Stafleu van Loghum.

Gordon, D.A., Arbuthnot, J., Gustafson, K.E., & McGreen, P. (1988). Home-based behavioral-systems family therapy with disadvantaged juvenile delinquents. *The American Journal of Family Therapy, 16,* 243-255.

Henggeler, S.W., & Schoenwald, S.K. (1998). *Multisystemic treatment of antisocial behavior in children and adolescents.* New York: Guilford.

Kazdin, E.A. (1997). Practitioner review: Psychosocial treatments for conduct disorder in children. *Journal of Child Psychology and Psychiatry, 38,* 161-178.

Metz, E. ter, & Breuk, R.E. (2001). *Een oudertraining voor ouders van jeugdigen met gedragsproblemen.* Amsterdam: PI/Derde Oever: Interne publicatie.

Nagy, I., & Krasner, B.R. (1986). *Between give and take, a clinical guide to contextual therapy.* New York: Brunner/Mazel.

Parsons, B.V., & Alexander, J.F. (1973). Short-term family intervention: A therapy outcome study. *Journal of Consulting and Clinical Psychology, 41,* 195-201.

Patterson, G.R. (1982). *Coercive family process.* Eugene, OR: Castilia.

Sexton, T.L., & Alexander, J.F. (2002). FBEST: Family-based empirically supported treatment interventions. *The Counselling Psychologist, 30,* 238- 261.

Sexton, T.L., & Alexander, J.F. (2004). *Functional family therapy clinical training manual.* Seattle, WA: FFT LLC.

Sexton, T.L., Alexander, J.F., & Mease, A.L. (2003). Levels of evidence for the models and mechanisms of therapeutic change in couple and family therapy. In M. Lambert (Ed.), *Handbook of psychotherapy and behavior change* (p. 590- 646). New York: Wiley.

Sexton, T.L., Weeks, G.R., & Robbins, M.S. (Eds.) (2003). *Handbook of family therapy: The science and practice of working with families.* New York: Brunner-Routledge.

HOOFDSTUK 4

Behandeling van daders van relationeel geweld[1]

B. Warnaar en M. Wegelin

Inleiding

Relationeel geweld is 'geweld van één van beide partners ten opzichte van de ander, waarbij sprake is van een machtsverschil (fysiek en/of psychisch) ten gunste van de actor' (Van Outsem, 2001, p. 3). Verschillende vormen van relationeel geweld kunnen worden onderscheiden: behalve fysiek geweld en seksueel misbruik, verbaal dreigen en intimideren, financieel afhankelijk maken en manipuleren van de partner, de partner verbieden contacten met anderen te onderhouden, en de partner voortdurend devalueren (Heery, 2001). In 9-12% van de Amerikaanse en Canadese partnerrelaties komt ernstig relationeel geweld voor. Twee derde van de daders recidiveert (Dutton, 1995). In andere culturen, of onder bijzondere omstandigheden als oorlog en apartheid, zou meer relationeel geweld voorkomen (Jukes, 1999).

Relationeel geweld gaat vaak door na het verbreken van de relatie in de vorm van *stalking*, met minstens zulke ernstige psychische en fysieke gevolgen voor het slachtoffer (Baas, 1998; Sheridan & Davies, 2001; Walker & Meloy, 1998). Het getuige zijn van relationeel geweld heeft bovendien een zeer ongunstige invloed op de ontwikkeling van kinderen, die te vergelijken is met het zelf slachtoffer zijn geweest van fysiek geweld (Kitzmann, Gaylord, Holt & Kenny, 2003). Ook de mogelijke intergenerationele overdracht van geweld baart zorgen (Guille, 2004). In Nederland bleek 21% van de ruim 1000 onderzochte vrouwen tussen 20 en 60 jaar wel eens in aanraking te zijn geweest met een vorm van relationeel geweld; bij ruim 11% was dit herhaaldelijk ernstig fysiek geweld, bij 9% incidenteel licht geweld. Voor 64% van de mishandelde vrouwen had het geweld merkbare lichamelijke verwondingen tot gevolg; bij maar liefst 20% van de mishandelde vrouwen was er sprake van permanente schade, zoals gehoor- of gezichtsschade

1 Dit hoofdstuk is een bewerking van de versie die in 2002 verscheen in het tijdschrift *Directieve therapie, 23*, 62-81.

(Römkens, 1989). In later onderzoek werden deze bevindingen bevestigd. Bovendien bleek dat kinderen veelvuldig betrokken zijn bij het geweld, hetzij als medeslachtoffer, hetzij als getuige (Van Dijk, Flight, Oppenhuis & Duesmann, 1997). Bij relationeel geweld gaat het doorgaans over mannelijke daders en vrouwelijke slachtoffers, maar ook binnen lesbische relaties komt relationeel geweld voor (Dutton, 1995; Van der Linden & Steketee, 1999). Bovendien blijken in heteroseksuele relaties vrouwen ook geweld te gebruiken en daar zelfs vaak mee te beginnen. De consequenties van 'vrouwelijk' geweld blijken echter doorgaans veel minder ernstig; het leidt zelden tot noemenswaard letsel en roept zelden angst op bij de mannelijke partner (Caetano, Schafer, Clarck, Cunradi & Rasberry, 2000; Dilillo, Giuffre, Tremblay & Peterson, 2001; McFarlane, Willson, Malecha & Lemmey, 2000). Als we in dit hoofdstuk over daders spreken, bedoelen we daarom doorgaans mannelijke daders. Naast fysieke en psychische schade brengt relationeel geweld ook hoge economische kosten met zich mee; voor Nederland worden die geschat op 150 miljoen euro per jaar (Korf, Mot, Meulenbeek & Van den Brandt, 1997). Des te opvallender is het dat de gevestigde hulpverlening zich aanvankelijk weinig met relationeel geweld heeft ingelaten. Daderhulpverlening richtte zich in eerste instantie op seksueel en algemeen agressieve delinquenten. Ten aanzien van daders van partnermishandeling lijken verschillende blinde vlekken en blokkades een rol te spelen (Van Outsem, 2001). Bij de dader bestaat meestal grote weerstand om zijn eigen geweld onder ogen te zien. Het slachtoffer lijdt gewoonlijk onder ambivalente gevoelens: angst, schuldgevoel en boosheid (bijvoorbeeld over een dreigend verlies van de relatie). Bij de hulpverlener speelt gêne om zich met vaak onsmakelijke en schokkende privé zaken tussen volwassen gezinsleden te bemoeien. Bovendien werden tot voor kort door de maatschappij, vertegenwoordigd door politie en justitie, weinig negatieve consequenties verbonden aan partnermishandeling.
In dit hoofdstuk stellen wij achtereenvolgens de theorievorming rond relationeel geweld, het onderzoek naar verschillende typen en kenmerken van partnermishandelaars, de ervaringen met behandeling van daders en onze aanpak van relationeel geweld aan de orde.

Theorievorming en onderzoek

Oorzaken

Aanvankelijk deden vooral *mono-causale* theorieën over de oorzaak van relationeel geweld opgang (Mauricio & Gormley, 2001; Taillade & Jacobson, 1997). Als belangrijkste theorieën worden onderscheiden:
- feministische/maatschappelijke theorieën;
- systeemtheorieën;
- individueel - psychologische theorieën.

Feministische/maatschappelijke theorieën
In feministische theorieën wordt relationeel geweld vooral gezien als uitvloeisel van een patriarchale cultuur, waar geweld een inherent onderdeel van is (Jukes, 1999). De relatie tussen de maatschappelijke norm en relationeel geweld blijkt

echter op zijn minst complex. Zoals gezegd komt ook in lesbische relaties geweld voor en daders van relationeel geweld onderscheiden zich in waarden en normen vaak niet van anderen (Dutton, 1995). Afhankelijkheid van de partner of de wijze waarop de dader zich aan zijn partner hecht, lijken bijvoorbeeld belangrijker dan zijn attitude ten opzichte van relationeel geweld (Kane, Staiger & Ricciardeli, 2000; Mauricio & Gormley, 2001). Maatschappelijke factoren die van invloed kunnen zijn op relationeel geweld zijn ongunstige sociaal economische levensomstandigheden en acculturatieproblemen (Caetano e.a., 2000). Er werd in Nederland overigens minder relationeel geweld gerapporteerd onder hier wonende Surinamers, Antillianen, Marokkanen en Turken dan onder autochtone Nederlanders, maar onderzoekers concludeerden dat er waarschijnlijk sprake was van een onderrapportage, ingegeven door de geringe bespreekbaarheid van het onderwerp. In de vrouwenopvang bevinden zich veel vrouwen van allochtone afkomst (Van Dijk & Oppenhuis, 2002).

Systeemtheorieën
Vanuit de systeemtheoretische visie heeft men verondersteld dat gebrekkige communicatievaardigheden en relatieproblemen een rol spelen bij relationeel geweld (Van Lawick & Groen, 2003). Onderzoek laat echter geen eenduidig beeld zien: mannelijk verbaal of fysiek geweld kan ertoe leiden dat vrouwelijke partners in hun schulp kruipen, maar kan ook tot gevolg hebben dat beide partners hun negatieve verbale en gewelddadige reacties versterken. Er worden daarom wel twee verschillende interactiestijlen van relationeel geweld verondersteld. Het eerste patroon wordt vooral verondersteld bij vrouwen die in opvanghuizen hulp zoeken. Zij zijn slachtoffer van mannen die frequent geweld gebruiken tegen hun partner om hen te overheersen en te controleren. Een tweede, meer alledaags patroon van relationeel geweld is dat van een huiselijk conflict dat uit de hand loopt, waarbij zowel de man als de vrouw met geweld kan beginnen en waarbij een negatieve, mogelijk gender-specifieke, interactiecirkel ontstaat (La Taillade & Jacobson, 1995; Van Lawick & Groen, 2003). Het laatste doet recht aan de bevinding dat ook veel vrouwen zich schuldig maken aan geweld tegen de partner, al zijn de consequenties daarvan doorgaans veel minder ernstig.

Individueel - psychologische theorieën
Vanuit een individueel perspectief gaf Dutton (1995) een samenvatting van het onderzoek naar daders van relationeel geweld. Hij concludeerde dat daders een grote behoefte hebben aan persoonlijke controle over hun partner, maar verbaal minder vaardig zijn. Ze reageren zeer heftig en met veel woede op conflicten, vooral als de vrouw de man dreigt te verlaten. Ook gevoelens van vernedering roepen veel agressie op. Dergelijke daders kennen een soort 'emotionele schoorsteen', waarin alle negatieve emoties worden getransformeerd tot boosheid en razernij, met geweld als gevolg. Daders veronderstellen doorgaans kwaadaardige motieven bij vrouwen. Ze hanteren allerlei rationalisaties om hun geweld te vergoelijken. Alcoholmisbruik is een belangrijke individuele risicofactor bij relationeel geweld. Daders hadden in hun jeugd meer gewelddadige conflicten tussen hun ouders meegemaakt; hun moeder vernederde hen verbaal.
De verschillende theorieën grijpen aan op verschillende factoren en hebben verschillende analyseniveaus. Algemeen wordt tegenwoordig dan ook uitgegaan van

multi-causale modellen (bijvoorbeeld Dutton, 1995; Van Outsem, 2001) (tabel 4-1).

Tabel 4-1 Niveaus van theorievorming over relationeel geweld.

analyseniveau	*mogelijke variabele*
maatschappelijke factoren	man-vrouw rolopvattingen opvattingen over relationeel geweld
situationele factoren	stress ten gevolge van: financiën werk sociaal netwerk acculturatieproblematiek
relationele factoren	relationele vaardigheden relatieprocessen relatievorming
individuele factoren	emotionele responsiviteit verbale vaardigheden geweten empathie cognitieve schema's alcohol- en/of drugsmisbruik

Vrij naar Dutton (1995) en Van Outsem (2001).

Dadertypologieën

Het typeren van daders kan om twee redenen nuttig zijn. Ten eerste valt het bestaan van verschillende theorieën en analyseniveaus wellicht te verklaren als het gevolg van het bestaan van verschillende typen daders. Ten tweede hebben verschillende typen daders vermoedelijk een verschillende benadering c.q. behandeling nodig. Onderzoek naar typen daders geeft op hoofdlijnen een redelijk consistent beeld (Dixon & Browne, 2003; Dutton, 1995; La Taillade & Jacobson, 1995; Walker & Meloy, 1998; White & Gondolf, 2000, 2001). Bij daders van relationeel geweld kan men grofweg twee dominante persoonlijkheidsstijlen onderscheiden: (1) de narcistische en (2) de vermijdende stijl. Beide stijlen kennen een 'normale' en een pathologische variant.

Narcistische stijl

Binnen de 'normale' narcistische variant vallen over het algemeen defensieve, egocentrische en controlerende mannen; ze neigen naar instrumentele en intimiderende agressie binnen het gezin. Het betreft mannen die onzekerheid compenseren met klassiek masculiene machtsstrategieën. De pathologische variant van de narcistische stijl is de psychopathische dader. Hij gebruikt meer geweld tegenover de partner en is ook gewelddadig buiten de relatie. Zijn agressie is vaak instrumenteel. Zijn hartslag daalt gewoonlijk tijdens een conflict. Dergelijke daders vertonen nogal eens middelenmisbruik. Ze recidiveren sneller en stoppen eerder met een behandeling (Daly, Power & Gondolf, 2001; White & Gondolf, 2001). Deze daders zijn vaak zelf getuige en slachtoffer geweest van geweld in hun jeugd en zijn vermijdend gehecht, zo wordt verondersteld (Dixon & Browne, 2003).

Vermijdende stijl

De vermijdende en teruggetrokken 'normale' variant omvat 'oppotters' van agressie, mannen die zich moeilijk kunnen uiten. Hun onzekerheid compenseren ze niet met machtsstrategieën; eerder vragen zij steeds goedkeuring en steun van hun partner. Beide groepen hebben gemeen dat ze geen geweld plegen jegens anderen dan hun partner, vooral geweld gebruiken na een (gepercipieerde) krenking of verlating binnen de relatie, minder ernstige agressie gebruiken (vooral duwen, dreigen, huisraad kapot maken), geen criminele levensstijl kennen en zich kenmerken door minder geweld in de voorgeschiedenis. Ze zouden in hun jeugd niet of nauwelijks getuige of slachtoffer zijn geweest van geweld. Ze zouden veilig of gepreoccupeerd zijn gehecht (Dixon & Brown, 2003).

De pathologische variant van de vermijdende stijl is de zogenaamde cyclische partnermishandelaar (Dutton, Golant & Pijnaker, 2000). Kenmerkend voor deze subgroep is dat het relationele geweld een reactie is op een interne toestand van de persoon en niet relatiegebonden. Deze daders lijden vaak aan een borderline persoonlijkheidsorganisatie. Zij kenmerken zich door een angstige gehechtheid en beschouwen zowel zichzelf als de ander negatief. Ze zijn overgevoelig voor afwijzing en vermijden actief nabijheid (ze willen het wel, maar zijn te bang om verlaten te worden). Deze gemaskeerde afhankelijkheid en chronische frustratie leiden tot een woedende gehechtheid of 'intimiteitwoede'.

Er ontstaat een cyclische spanningsopbouw en -ontlading. Typerend voor de cyclische partnermishandelaar is een geweldscyclus met drie fasen:

1 *Spanningsopbouw.* In deze fase leidt toenemende verlatingsangst tot jaloezie en bezitsdwang van de man. Hij voelt zich steeds meer tekort gedaan en zijn gespannenheid leidt tot 'emotionele lekkage' en een verhoogde prikkelbaarheid. Hij gaat rumineren c.q. een 'heksentape' afspelen. De vrouw wordt via het draaien van een 'mentale film' van alle negatieve kenmerken zwart gemaakt, meestal rond het thema ontrouw. Hij trekt zich boos en pruilend terug, devalueert zijn partner en tracht zo zijn toegenomen afhankelijkheid te maskeren. Er ontstaat een soort cognitieve verkokering.
2 *Ongecontroleerde spanningsontlading.* In deze fase komt het tot mishandeling. Vaak bevindt de dader zich in deze fase in een gevaarlijke en gedissocieerde toestand, waarin hij geen signalen van het slachtoffer meer waarneemt. Deze ontlading kan voor hem zelfs fysiek aangenaam, zo niet verslavend zijn. Het slachtoffer provoceert soms deze fase om maar van de spanning af te zijn.
3 *Berouwvolle verzoening.* In deze 'wittebroodsweken-fase' idealiseert de man zijn partner en toont hij zich openlijk afhankelijk van haar. Hij belooft hulp te zoeken en wil alles voor zijn vrouw doen. Ondertussen geeft hij allerlei rationalisaties aan de spanningsontlading (alcohol, spanningen op het werk, enzovoort), ontkent hij de verantwoordelijkheid ('zij kan dan zo schelden') en bagatelliseert de ernst ('ze ging zo tekeer, ik probeerde haar door een pedagogische klap weer tot bedaren te brengen').

Bij partners leidt bovengenoemde geweldscyclus vaak tot een traumatische binding. Dutton en Golant (2000) beschreven de cyclische partnermishandelaar als iemand met een zeer kwetsbaar zelfgevoel en diepe schaamte als gevolg van afwijzing door zijn vader, een identiteitsdiffusie rond de mannelijke rol en een sterke ambivalente gehechtheid aan zijn moeder. Vroege afweermechanismen (splijting, projectieve identificatie) domineren. De cyclische partnermishandelaar is iemand met 'twee gezichten'.
De dadertypologie lijkt prognostisch van belang: psychopathische en borderline daders blijven zich waarschijnlijk schuldig maken aan fors relationeel geweld, terwijl de mannen die uitsluitend in huiselijke kring geweld gebruiken meer geneigd zijn dit te laten varen in de loop der tijd. Borderline en psychopathisch relationeel geweld zijn wellicht gebaseerd op stabiele individuele karakteristieken, terwijl bij mannen die uitsluitend geweld gebruiken in de huiselijke kring de invloed van hun individuele karakteristieken geringer is. In het laatste geval hangt het relationele geweld vooral samen met stress (bijvoorbeeld werkloosheid), subculturele normen en waarden en partnerrelatieproblemen. Het is dus niet zo dat eenmalig relationeel geweld per definitie leidt tot een escalatie van geweld, wat aanvankelijk nogal eens verondersteld is (Holtzworth-Munroe, Meehan, Herron, Rehman & Stuart, 2003).
Los van empirische, methodologische en inhoudelijke kanttekeningen bij de diverse typologieën, is er ook kritiek op het gebruik van typologieën op zich. Dixon en Browne (2003) pleiten voor *profiling* van de daders van relationeel geweld op basis van het soort gewelddadig gedrag of thema van het conflict. Daarnaast wordt door hen gepleit voor relatietypologieën (bijvoorbeeld wederkerig of eenzijdig geweld) en familietypologieën. Dat laatste is niet vreemd als men bedenkt dat, als er sprake is van relationeel geweld, er in bijna de helft van de gevallen ook fysiek of seksueel misbruik van de kinderen voorkomt binnen het gezin (Daro, Edlson & Pinderhughes, 2004; Guille, 2004). Dixon en Brown (2003) onderscheiden:
- wederkerig gezinsgeweld, waarbij ten minste de ouders, maar ook vaak oudere kinderen, geweld tegen elkaar gebruiken;
- hiërarchisch gezinsgeweld, waarbij elk lid van het systeem geweld gebruikt tegen een lager systeemlid;
- mannelijk gezinsgeweld, waarin de mannelijke gezinsleden gewelddadig zijn tegen de vrouwelijke gezinsleden.

Bij kindermishandeling, oudergeweld en relationeel geweld worden bovendien dezelfde individuele en sociaal-economische risico- en protectieve factoren gevonden. De behandelaanpak zou daarom op meerdere niveaus in en rond het gezin dienen plaats te vinden en niet alleen op het niveau van de individuele volwassen man (Daro e.a., 2004).

Risicotaxatie

Binnen het veld van het relationeel geweld wordt de laatste jaren meer en meer aandacht besteed aan risicotaxatie. Er zijn inmiddels vele, uiteenlopende risicofactoren geïdentificeerd (tabel 4-2). Sommige factoren zijn statisch, dat wil zeggen, onveranderlijk; anderen betreffen dynamische kenmerken die een aangrijpingspunt kunnen zijn voor een behandeling. Sommige factoren betreffen de dader, anderen het slachtoffer, de relatie of de aard en frequentie van het relationele geweld. Het gebrek aan samenhang tussen deze factoren weerspiegelt de staat van theorievorming rond relationeel geweld.

Er bestaan enkele gestandaardiseerde risicotaxatie-instrumenten specifiek voor relationeel geweld, waarvan de *Spousal Assault Risk Assesment Guide* (SARA; Kropp, Hart, Webster & Eaves, 1995) de bekendste is.[1] Het is echter de vraag in hoeverre specifieke instrumenten relationeel geweld beter voorspellen dan niet-specifieke instrumenten (Hanson & Wallace-Caporetta, 2000; Hilton, Harris & Rice, 2001). Bij daders van algemeen geweld en ernstig relationeel geweld voorspellen instrumenten als de *Historical Clinical Risk Management-20* (HCR-20; Webster, Douglas, Eaves & Hart,1997; Nederlandse versie: Philipse, De Ruiter, Hildebrand & Bouman, 2000) en de *Psychopathy Checklist-Revised* (PCL-R; Hare, 1991, 2004; Nederlandse versie: Vertommen, Verheul, De Ruiter & Hildebrand, 2002) mogelijk minstens zo goed. Bij niet-psychopathische daders zouden specifieke instrumenten het wel beter kunnen doen.

Overigens blijken ook slachtoffers betrouwbare voorspellingen van relationeel geweld te kunnen doen (Weisz, Tolman & Saunders, 2000). Zij kennen de dader immers beter dan wie dan ook. Bovendien kunnen dergelijke voorspellingen door de slachtoffers zelf, hen bewust maken van de waarschuwingssignalen bij de dader, de risico's die ze lopen en hen helpen veiligheidsplannen te ontwikkelen.

Tabel 4-2 Risicofactoren voor partnermishandeling.

Daderkenmerken

- Jonge leeftijd
- Zelf slachtoffer of getuige geweest van geweld in de jeugd
- Dader verkeert in stresssituatie als gevolg van ontslag of financiële problemen
- Weinig assertief
- Middelenmisbruik; drinkt dagelijks
- Sterke gevoelens van wantrouwen, machteloosheid, isolatie, en onzekerheid
- Constant jaloers
- Dwingt slachtoffer tot seks
- Criminele levensstijl (diefstal, gokken, en dergelijke)
- Attituden die geweld vergemakkelijken
- Ook naar anderen dan de partner agressief
- Dreigt met of trachtte zich te suïcideren
- Lijdt aan een persoonlijkheidsstoornis
- Lijdt aan recente psychotische symptomen
- Schendt afspraken met betrekking tot toezicht op hem

Kenmerken van het thuisgeweld

- Dader dreigt te doden resp. wordt in staat geacht om te doden
- Dader slaat het slachtoffer tijdens de zwangerschap
- Toename van de ernst van het geweld in het afgelopen jaar
- Toename van de frequentie van het geweld in het afgelopen jaar
- Eerder seksueel geweld

---

1 Een Nederlandse bewerking is in voorbereiding (Hildebrand & De Ruiter, in voorbereiding).

Vervolg tabel 4-2

Gebruik of dreiging met een wapen
Het slachtoffer is reeds eerder ernstig verwond bij huiselijk geweld
Dader is agressief tegenover de kinderen, huisdieren of anderen buiten het gezin
Dader schendt contactverbod
Extreme bagatellisering of ontkenning van het geweld

Relatiekenmerken

Recente relatieproblemen

Slachtofferkenmerken

Beschermt de dader, bijvoorbeeld door aanklachten in te trekken
Heeft een geschiedenis van hulp zoeken in opvanghuizen
Heeft dader reeds verlaten of dreigt hem te verlaten
Geïsoleerd door controle van de dader
Dreigt met of trachtte zich te suïcideren
Heeft een hogere opleiding of hogere professionele status dan de dader

Noot: gebaseerd op Hilton, Harris & Rice (2001); Janinski (2001); Kropp, Hart, Webster & Eaves (1995); Weisz, Tolman & Saunders (2000).

Behandeling

Motivatie

Bij de behandeling van relationeel geweld is de motivatie om hulp te vragen niet vanzelfsprekend. Een belangrijk gegeven is dat het slachtoffer vaak bij de dader blijft of na aanvankelijke plannen om te scheiden, weer terugkeert. De dader is daardoor doorgaans weinig gemotiveerd om hulp te zoeken. Het recidiverisico is groot. Het slachtoffer is vaak niet bereid om aangifte te doen. Een juridische vervolging ambtshalve (dat wil zeggen zonder aangifte) is soms mogelijk, maar het verkrijgen van voldoende bewijs is dan moeilijk. Een belangrijke vraag is bovendien of (dreiging van) vervolging van de dader enig effect heeft op relationeel geweld. Op grond van zijn literatuuroverzicht concludeerde Dutton (1995) dat (dreiging met) vervolging alleen zin heeft als de man in kwestie wat te verliezen heeft. Mannen die al marginaal functioneren hebben dat niet. Een gecombineerde aanpak van vervolging en behandeling lijkt wel zinnig. Een stok achter de deur via een voorwaardelijke justitiële veroordeling bevordert deelname aan en het volhouden van een behandeling (Daly e.a., 2001).
Er zijn ook andere manieren om de motivatie van de daders te beïnvloeden. Eliasson (2001) bijvoorbeeld beschreef hoe daders door een externe factor net het extra zetje krijgen om te gaan deelnemen aan een vrijwillig programma: dat kan de preek zijn van een politieman, de mededeling van hun vrouw dat ze alleen wil denken over terugkeer als hij aan zichzelf gaat werken of het besluit van kinderen hun vader anders niet meer te willen zien. Jenkins (in: Baars, 2003) beschrijft stapsgewijs een aantal elegante en motivatiebevorderende vragen, variërend van bijvoorbeeld 'het is moeilijk om te praten over het slaan van iemand van wie je ook houdt' tot 'hoe heb je het voor elkaar gekregen om greep te krijgen

op je dwingende gedrag'. Daarnaast kan men denken aan motiveringstechnieken zoals die ook bij verslaafden worden gehanteerd (Schippers & De Jonge, 2002).

Behandelvormen

Doorgaans wordt aanbevolen mannen in een groep te behandelen, omdat daders vaak emotioneel geïsoleerd en matig gemotiveerd zijn (Dutton, 1995; Sonkin, 2000). In complexere gevallen, bijvoorbeeld als de cliënt lijdt aan een ernstige borderline stoornis en regelmatig in crisis verkeert, wordt individuele therapie aanbevolen, eventueel als aanvulling of voorbereiding op een groep. Partnerrelatietherapie wordt over het algemeen niet aanbevolen als eerste optie, omdat daders neigen tot externaliseren en in een partnerrelatietherapie te veel hun verantwoordelijkheid kunnen ontlopen. Bovendien kunnen daders thuis conflicten uit de therapie uitvechten. Een open gesprek is moeilijk als het slachtoffer geweld vreest van haar partner.
Systeemgesprekken kunnen echter wel geïndiceerd zijn in culturen waarin het gezin meer veranderingsbereidheid kan creëren dan een buitenstaander, er weinig ernstig geweld plaatsvindt tussen de partners, de man niet nadrukkelijk externaliseert, de man niet in eerdere relaties gewelddadig is geweest of als de man al individueel of in een groep wordt behandeld of behandeld is.
In de literatuur (Dutton, 1995; Heery, 2000; Sonkin, 2000) worden als vaste componenten van de behandelprogramma's genoemd:

- emotieregulatie (identificeren van emoties, agressiebeheersing);
- communicatietraining;
- educatie over en bewustwording van oorzaken en gevolgen van relationeel geweld (sekserol-socialisatie; eigen misbruik; empathie; macht en machteloosheid).

Afhankelijk van de oriëntatie van de behandelaar zal men meer het accent op training en zelfcontrole (Van Outsem, 2001; Sonkin, 2000) of op educatie en bewustwording leggen (Gerlock, 2001; Heery, 2001; Jukes,1999). De behandelduur varieert per programma; vaak betreft het wekelijkse groepsbijeenkomsten gedurende ongeveer een half jaar.
Te weinig wordt naar onze mening in de programma's nog aandacht besteed aan de afstemming tussen type dader en type behandeling. Het lijkt ons dat de behandelwijze en -mogelijkheden per type dader verschillen. In de behandeling van de normale dader, zowel de narcistische als de vermijdende variant, zal de therapeut zich vooral moeten richten op het zelfbeeld van de dader, dat zo snel gekrenkt wordt in relaties met vrouwen. Behalve dat de zelfcontrolevaardigheden van deze daders moet worden vergroot, moet in groepsverband vooral aandacht worden besteed aan hun masculiene sekserol-socialisatie en hun tekort aan empathie en communicatieve vaardigheden (Walker & Meloy, 1998; White & Gondolf, 2001). Het vermijdende type zal daarin soms wat extra steun vragen, de narcistische variant wat meer confrontatie, maar zonder hem daardoor af te schrikken (Murphy & Baxter, 1997).
Het is de vraag in hoeverre psychopathische daders behandelbaar zijn (Meloy, 1995; Walker & Meloy, 1998). Mede afhankelijk van de mate van psychopathie, zal de benadering van deze daders in onze ogen vooral gericht moeten zijn op een

intensieve controle door justitie en politie van het gedrag van de dader, in nauwe samenwerking met de hulpverlening. Met behulp van een justitieel kader (bijvoorbeeld een voorwaardelijke gevangenisstraf of TBS met voorwaarden) zal de behandelaar de dader ervan dienen te doordringen dat het in zijn eigen belang is om te stoppen met relationeel geweld. Wij 'dreigen' nogal eens met de gevolgen van relationeel geweld voor de kinderen. Zij ondervinden grote schade en dit laat de meeste daders niet koud. Bovendien lopen de ouders kans het gezag over de kinderen kwijt te raken ten gevolge van ingrijpen van de kinderbescherming. Als zelfs dit type argumenten geen uitkomst biedt, moet het slachtoffer geholpen worden om weerbaar te worden, wat in de praktijk neerkomt op vluchten en soms zelfs onderduiken.
De behandelprognose bij de cyclische partnermishandelaar is gunstiger dan die bij de psychopathische dader, maar naar onze indruk minder gunstig dan bij de normale subgroepen. Een behandeling alleen gericht op relationeel geweld zal in ernstiger gevallen onhaalbaar en onvoldoende zijn. Naarmate borderline kenmerken meer op de voorgrond staan is een individuele, steunende en structurerende aanpak, met veel aandacht voor emotieregulatie en eventueel medicatie, vaak meer op zijn plaats (Walker & Meloy, 1998; White & Gondolf, 2001).

Effecten van behandeling

Verschillende overzichten van studies naar de groepsbehandeling van relationeel geweld suggereren dat behandeling in groepsverband succesvol kan zijn (Dutton, 1995). Sommigen noemden succespercentages tussen 53 en 85% (Van der Linden & Steketee, 1999); anderen, in meer recente overzichtspublicaties, concludeerden dat er geen of nauwelijks verschillen zijn tussen behandelde en onbehandelde daders (Babcock, Green & Robie, 2004). Het onderzoek naar behandelresultaten wordt geplaagd door allerlei methodologische tekortkomingen en problemen, zoals de aanvechtbaarheid van de gehanteerde criteriummaten, het ontbreken van een controlegroep en follow-up en onduidelijkheid over de effectieve componenten in het programma (Scott & Wolfe, 2000). Bedenkelijk is ook dat de hoge *drop-out*percentages vaak niet zijn verdisconteerd in de resultaten, terwijl juist de *drop-outs* de hoogste kans op recidive lijken te hebben, gelet op hun persoonlijkheid, middelenmisbruik, werkloosheid en het ontbreken van een stabiele relatie; minderheidsgroepen – in de Verenigde Staten – vallen ook sneller uit de boot (Bennett & Williams, 2002; Daly e.a., 2001).
In alle studies betreft het meestal onderzoek naar het effect van intensieve groepshulpverlening aan partnermishandelaars die via een justitiële maatregel onder druk zijn gezet om deel te nemen. Deze hulp komt helemaal aan het eind van de rit, wanneer een man opgepakt of zelfs veroordeeld is vanwege ernstig geweld tegen de partner. Opvallend is dat in al deze onderzoeken onduidelijk blijft of het slachtoffer ook hulp krijgt. Daarnaast is ook enig onderzoek gedaan naar de effecten van partnerrelatietherapie en groepsbehandeling voor daders en hun partner. De resultaten daarvan lijken minder succesvol (Dutton, 1995; Van der Linden & Steketee, 1999). Hierbij lijkt het overigens vaker te gaan om hulp op vrijwillige basis.
Met Scott en Wolfe (2000) concluderen wij dat er onvoldoende theoretische en empirische informatie is over de werkzame inhoud van de diverse programma's.

Laatstgenoemde auteurs vonden in een kleine groep ($N = 9$) van succesvol behandelde (mannelijke) partnermishandelaars de volgende vier essentiële werkzame succesfactoren:

1 verantwoordelijkheid leren nemen voor het gedrag in het verleden;
2 empathie ontwikkelen voor de gevoelens van vrouw en kinderen;
3 minder afhankelijk worden van de vrouw en een verminderde behoefte het gedrag van de vrouw onder controle te houden;
4 toename van communicatieve vaardigheden.

Scott en Wolfe (2000) troffen in empirische studies veel ondersteuning voor de werkzaamheid van de factoren vermindering van afhankelijkheid en verbetering van communicatieve vaardigheden. Voor de beide andere factoren bestaat in de empirische studies geen duidelijke relatie tot minder gewelddadig gedrag. Opvallend is verder dat het in veel van eerder genoemde onderzoeken onduidelijk blijft in hoeverre er (ook) sprake is van een integrale benadering van het relationele geweld. Juist een gecoördineerde benadering van dader en slachtoffer door verschillende hulpverleners en politie en justitie zou het meest effectief zijn (Shepard, Falk & Elliott, 2002).

Thuisfront: onze integrale benadering van relationeel geweld

Het project *Thuisfront* werd in 1999 opgezet als initiatief van de vrouwenopvanghuizen in de drie noordelijke provincies (Stichting Toevluchtsoord te Groningen, Blijf van mijn Lijf te Leeuwarden en de Veltman Stichting in Emmen) en de FIOM Noord-Nederland en is gericht op het voorkomen (en beperken van de gevolgen) van vrouwenmishandeling in Noord-Nederland.
Thuisfront beoogt een integrale aanpak: zowel gericht op de vrouwen die slachtoffer zijn of dreigen te worden van vrouwenmishandeling als op de mannen die geweld jegens hun partner uitoefenen of daarmee dreigen, als op de kinderen die getuige of medeslachtoffer zijn van het geweld. Integraal is de aanpak ook in de zin dat er sprake is van intensieve samenwerking tussen politie, Openbaar Ministerie, slachtofferhulp, reclassering, Ambulante Forensische Psychiatrie (AFP) Noord Nederland en het algemeen maatschappelijk werk.
Thuisfront omvat een tiental deelactiviteiten.[1] In het kader van dit hoofdstuk bespreken we alleen het onderdeel gericht op partnermishandelaars. Meldingen van geweld jegens de partner die terechtkomen bij de – daartoe getrainde – wijkagent of bij het OM (en vervolgens de reclassering), leiden tot het oproepen van de man en de vrouw door de politie (of reclassering). De man wordt ervan doordrongen dat mishandeling een strafbaar feit is, maar krijgt ook hulp via het AFP aangeboden. Het doel hiervan is de man te leren zijn geweldsuitbarstingen te voorkomen. De vrouw krijgt hulp via het algemeen maatschappelijk werk aangeboden. De hulpverleners zijn ter plekke aanwezig of telefonisch bereikbaar voor een onmiddellijke afspraak.
Wanneer de man wordt aangemeld via huisarts of andere hulpverlener(s) en de politie niet betrokken is bij het relationeel geweld, is deze rolverdeling niet van-

1 Voor een overzicht, zie www.thuisfront.net.

zelfsprekend. Dan wordt per geval bekeken of het zinvol is om ook de wijkagent in te schakelen. Hierbij spelen het ingeschatte risico voor ernstige recidive en strategische overwegingen een rol. Voorop staat dat de veiligheid van de vrouw (en kinderen) zo veel mogelijk wordt gewaarborgd.

De belangrijkste doelstelling van onze oorspronkelijke opzet was het relationele geweld te stoppen. Ons oorspronkelijke protocol is cognitief-gedragstherapeutisch georiënteerd met de nadruk op agressiebeheersing. De daders krijgen eerst een kort individueel traject van acht zittingen. Daders zijn meestal weinig gemotiveerd en verschillen qua problematiek. Acht gesprekken – we proberen het woord behandeling te vermijden – is voor een dader te overzien waardoor hij niet bij voorbaat afhaakt. Gedurende de gesprekken kan de motivatie worden opgebouwd voor een eventueel vervolg. De aard van de problematiek kan in deze gesprekken verhelderd worden, zodat zo nodig een gericht vervolgaanbod geboden kan worden. De cliënt krijgt per zitting informatiebladen uitgereikt die hij in een werkmapje kan bewaren. Aan het eind krijgt hij een uitgewerkt persoonlijk preventieplan, waarin zijn specifieke problematiek en de specifieke aanpak ervan worden beschreven.

We kozen voor een uitgeschreven behandelprotocol gebaseerd op de in internationale literatuur beschreven noodzakelijk geachte ingrediënten (Warnaar, Wegelin & Schippers, 2002). We wilden onszelf als onervaren hulpverleners op dit specifieke gebied houvast bieden. Bovendien zou het een tegenwicht kunnen vormen tegen de verwachte sterke externalisatie van de daders.

De gesprekken

In het oorspronkelijke protocol is het doel van het *eerste* kennismakingsgesprek de diagnostiek, toegespitst op het relationele geweld. We vragen precies naar aard en omvang van het geweld, naar de relatie en de kinderen en eventuele andere problemen (middelengebruik, schulden en werkloosheid). Verder is de motivering van de cliënt en de opbouw van de samenwerkingsrelatie van groot belang. We leggen de inhoud van de behandeling uit. Aan het eind van dit gesprek vragen we de cliënt een samenwerkingsovereenkomst te tekenen. Daarin is opgenomen dat aan de verwijzende politie gemeld mag worden of hij op de afspraak is verschenen. Bovendien moet hij de behandelaar toestemming geven om te overleggen met de hulpverlener van de vrouw. Bij ernstig dreigend geweld mag de hulpverlener relevante derden op de hoogte stellen.

In het *tweede* gesprek wordt een *time-out* (= noodrem)procedure uitgelegd en geoefend, bij voorkeur met de partner erbij. De laatste krijgt de opbouw van de behandeling uitgelegd, waarbij de mogelijkheid van latere partnerrelatiegesprekken wordt genoemd. Nadrukkelijk wordt de vrouw niet gevraagd naar haar beoordeling van het geweld van de man; wel of ze het kan zien aankomen en wat eraan vooraf gaat. De man vult een vragenlijst in over relationeel geweld waarin verschillende dimensies van relationeel geweld worden uitgevraagd (Heery, 2000).

In het *derde* gesprek wordt, mede aan de hand van de scores op de vragenlijst, gewerkt aan de bewustwording van de effecten van relationeel geweld op partner en kinderen. Indien van toepassing, wordt nagegaan in hoeverre eigen slachtofferervaringen als kind een rol spelen en de cliënt leert een eenvoudige ontspanningstechniek.

Het *vierde* gesprek bevat educatie over agressie ('oppotters' versus 'korte lontjes') en over de opbouw van relationeel geweld. Uitgelegd wordt hoe daders kunnen 'broeien' naar aanleiding van een incident en gaan piekeren over hun vrouw die in hun ogen langzaam een heks wordt ('de heksenfilm afdraaien').

In het *vijfde* gesprek helpt de therapeut de man aan de hand van een analyseschema – de vijf 'G's': gebeurtenis, gedachten, gevoelens, gedrag, gevolgen – terugkerende negatieve gedachten over vrouwen te identificeren en enkele achterliggende schema's over vrouwen en relaties te expliciteren.

In het *zesde* gesprek leert de cliënt deze terugkerende gedachten uit te dagen, krijgt hij uitleg over de geweldscirkel en bespreekt de therapeut de weerstand tegen verandering aan de hand van een 'smoezenlijst'.

Het *zevende* gesprek wordt gevoerd door een onafhankelijke hulpverlener, die zich een indruk vormt van de man en het verloop van de behandeling tot nu toe om op grond daarvan tot een advies te komen over de wenselijkheid en aard van een vervolgbehandeling.

In het *achtste* gesprek werkt de behandelaar met de cliënt een terugvalpreventieplan uit, koppelt hij de bevindingen van de onafhankelijke hulpverlener terug en biedt hij de cliënt zo nodig een vervolgbehandeling aan. Deze vervolgbehandeling kan bestaan uit een behandeling zoals die regulier op de polikliniek van de Ambulante Forensische Psychiatrie Noord-Nederland wordt gegeven. Bovendien zijn wij gestart met een specifieke 'dadergroep relationeel geweld', bedoeld voor mannen met een hardnekkig patroon van (uitsluitend) relationeel geweld. In deze semi-gestructureerde, half open groep werken wij de thema's die zijn aangeboord in de eerste gesprekken nader uit. Daarnaast wordt ingegaan op achterliggende normen en waarden betreffende relaties, rolpatronen, verschillen tussen man en vrouw en dergelijke. Van de deelnemers wordt minimaal drie maanden deelname verwacht. De groep wordt geleid door een mannelijke en een vrouwelijke therapeut.

Twee jaar werken met daders van relationeel geweld: praktijkervaringen

Vanaf oktober 2001 hebben behandelaars van de AFP Noord-Nederland de hierboven beschreven methodiek toegepast in hun aanbod voor partnermishandelaars. Aan de hand van interviews met de behandelaars zijn de praktijkervaringen gedurende de eerste twee jaren (oktober 2001-oktober 2003) systematisch gevolgd. Aanvankelijk hadden wij ook voorzien in het gebruik van een aantal tests, onder meer om de daderprofielen te kunnen onderzoeken, maar testafname bleek in de praktijk niet uitvoerbaar. Het spreekt voor zich dat de gekozen onderzoeksmethode, open interviews, slechts leidt tot globale, tentatieve conclusies.

Instroom en afhakers

De geïnterviewde behandelaars kregen in de onderzoeksperiode 203 aanmeldingen binnen. Uit een tussentijdse telling in 2003 van de zijde van de politie in de

provincie Groningen komt naar voren dat de politie méér gevallen van relationeel geweld dan die 203 heeft verwezen. Bijna de helft van de aanmeldingen die door de politie worden aangebracht, is in de vermelde instroom (nog) niet inbegrepen. Overigens ligt dit hoge percentage *no-shows* wel in de lijn van de bevindingen van anderen (Dutton, 1995). De instroom van de ruim 200 gevallen via de politie waarop de geïnterviewden wél zicht hebben, laat het bekende gevarieerde scala aan partnermishandelaars zien, zowel wat betreft beroepsgroepen als culturele achtergrond, daderprofielen, en leeftijd. In het tweede jaar zijn voor het eerst ook enkele vrouwen (als daders) onder de cliënten.
Een op de zeven (14%) cliënten haakte vóór het eerste gesprek af en een kwart na een of twee gesprekken. Dit kan zowel op initiatief van de cliënt als de behandelaar geweest zijn, bijvoorbeeld omdat de behandelaar de motivatie van de cliënt niet te beïnvloeden achtte, of omdat verslaving vooropstond. Het relatief hoge percentage *drop-outs* wordt ook door anderen gerapporteerd (Bennett & Williams, 2002). Over de periode van twee jaar is met 128 cliënten gedurende drie of meer gesprekken gewerkt volgens de ontwikkelde methodiek.

Bereikte daderprofielen

Op grond van het hiervoor beschreven literatuuronderzoek maakten wij onderscheid tussen vier subgroepen van partnermishandelaars. Er is instroom van alle vier deze groepen in de AFP Noord-Nederland. In de periode van twee jaar kregen wij te maken met 73 afhankelijke, 37 narcistische, 17 borderline en 18 psychopathische daders, en een relatief kleine groep overigen. Cliënten met een afhankelijk of een narcistisch profiel zijn dus in de meerderheid. Naar de indruk van de behandelaars bereiken zij met deze groepen meer dan met beide andere groepen: veel onderdelen van het protocol worden doorlopen, het geweld wordt gestopt, de cliënt neemt (deels) verantwoordelijkheid voor zijn gedrag, wordt minder afhankelijk van de partner en leert effectiever communiceren/onderhandelen met de partner. De behandelaars zien ook perspectief in de contacten met de borderline cliënten, maar beoordelen het hulpverleningsproces als moeilijker. Vervolghulp wordt voor hen zeer vaak noodzakelijk geacht. Alleen bij de groep psychopathische cliënten zijn naar het oordeel van de behandelaars de genoemde doelen nauwelijks te bereiken met de ontwikkelde methodiek.
In het tweede onderzoeksjaar lijkt recidive naar verhouding meer voor te komen in de psychopathische én de narcistische subgroep (respectievelijk twee derde en een vijfde recidiveert) en nauwelijks in de borderline subgroep. Ook voor (een deel van) de narcistische partnermishandelaars lijkt dus extra aandacht nodig. Wel lijkt het gebruikte geweld bij de narcistische groep minder ernstig dan bij de psychopathische daders. Deze indrukken zouden nader getoetst dienen te worden, maar zij liggen wel in de lijn der verwachtingen. Ook anderen vonden dat psychopathische daders eerder recidiveren en een hogere *drop-out* vertonen (Daly, Power & Gondolf, 2001; White & Gondolf, 2001). Deze groep gebruikt ook het ernstigste relationele geweld.

Effect

In beide jaren zijn in 84% van de zaken waarin het hulpaanbod is doorlopen en de geweldsuitkomst bekend is (over twee jaar gerekend 118 gevallen) geen meldingen meer van voortgaand geweld. De combinatie van politie-interventie en hulpaanbod lijkt dus effectief op de korte termijn. De uitkomstmaat, zelfrapportage aan de hulpverlener door man en vrouw, is echter voor verbetering vatbaar. Ook weten wij niet of het relationele geweld niet plaats heeft gemaakt voor andere, subtielere vormen van geweld en of het geweld ook op langere termijn stopt. Bovendien: de *base rate* van het relationele geweld van de daders die de behandeling voltooiden lag sowieso relatief laag, dus een langere *follow-up* is nodig.

De behandeling doet de kans dat beide partners bij elkaar blijven *niet* toenemen. Of men nu op het hulpaanbod ingaat of niet, er zijn in het eerste jaar steeds evenveel cliënten die blijven samenleven met hun partner als zij die de relatie verbreken. In het tweede jaar staan steeds twee cliënten die de relatie continueren tegenover één bij wie de relatie gestopt is.

Het vervolg

Ingaan op het hulpaanbod van de AFP Noord-Nederland lijkt voor veel cliënten op te leveren dat het geweld voorlopig stopt. Meer dan de helft van de cliënten die ons hulpaanbod hebben doorlopen gaat daarna vervolghulp aan, bijna altijd binnen de AFP Noord-Nederland zelf. Wij beoordelen dit als een hoge score, gezien de tegenzin waarmee de meeste cliënten aan het hulptraject beginnen. Het blijkt te helpen dat men de locatie al kent en geïntroduceerd wordt bij de vervolghulpverlener.

Meestal bestaat de vervolghulp uit individuele gesprekken, omdat nogal wat hulpvragers tijdens het traject zijn gescheiden. Soms wordt een partnerrelatietherapie (PRT) gevolgd en een enkele keer is er sprake van deelname aan een groep voor partnermishandelaars of een agressieregulatiegroep. PRT is vooral van belang wanneer reeds bij de relatievorming neurotische patronen een rol lijken te hebben gespeeld: de 'hulpgever' trouwt een 'hulpvrager'; de jaloerse partner een vrouw die ook andere mannelijke vrienden wil hebben; de wat affectvlakke man een borderline echtgenote, enzovoort. Na het eerste individuele traject volgt nogal eens een relatietherapie in de hoop dergelijke 'potje-dekseltje'-fenomenen te kunnen bijstellen. Overigens achten wij bij het continueren van de relatie relatiegesprekken altijd gewenst.

Eerder beschreven wij dat dadergroepprogramma's tegen relationeel geweld vaak de voorkeur verdienen boven individuele gesprekken. Ons individuele traject was dan ook vooral bedoeld als *opstap* naar een groepsbehandeling of PRT. Binnen onze doelgroep bleek het echter buitengewoon moeilijk om cliënten de overstap naar een dergelijke groep te laten maken én hen gemotiveerd te houden om te blijven komen. Tot nu toe lukte dat slechts bij enkelen. Als zij de stap echter eenmaal hebben gezet, blijken de groepsbijeenkomsten voor de deelnemers een mogelijkheid om met elkaar te praten over hun machteloosheid ten aanzien van vrouwen, maar ook over hun eigen aandeel in de problematiek die ze bij elkaar vaak haarscherp zien.

Favoriete methodiekonderdelen

In de praktijk worden niet alle onderdelen van het methodiekprotocol even intensief gebruikt. Gebruik van de *time-out*-techniek en agressiemanagement staan voorop. De behandelaars blijken verder per cliënt een eigen pakket 'op maat' uit te zoeken. Bij afhankelijke cliënten, bijvoorbeeld, werkt goed, naast *time-out* en agressiemanagement: aandacht voor het zich minder afhankelijk opstellen, leren onderhandelen en begrenzen. Sommige cliënten ervaren het aan de orde stellen van man-vrouwpatronen en rolverwachtingen als een *eye-opener*. Voor meer narcistisch gestoorde cliënten kan een confrontatie met de smoezenlijst goed werken; voor cliënten met veel zelfinzicht is een cognitieve aanpak (werken met de vijf G's) functioneel. Het doorlopen van een standaardprotocol blijkt in de praktijk lastig. De context blijkt bovendien sterk veranderlijk. De ene week wil men scheiden; de volgende week wil men toch samen verder en komen partners dus maar samen. De behandelaar dient snel in te spelen op de actualiteit en het protocol flexibel te hanteren. Het methodiekprotocol werkt daarbij als ruggensteun en geheugensteuntje. Door niet het standaardprotocol te doorlopen zijn er echter minder waarborgen tegen collusie, waarbij de behandelaar ongemerkt steeds meer meegaat met het ontkennings- of vermijdingsgedrag van de cliënt.
In beide onderzochte jaren blijkt alcoholgebruik bij het geweld een duidelijke rol te spelen: in iets meer dan de helft van de zaken droeg dit in negatieve zin bij aan de escalaties. Gezien het percentage daders (en slachtoffers) bij wie drank een grote rol speelt, lijkt het de moeite waard het overleg met de verslavingszorg bij het werken met het relationeel-geweldprotocol te intensiveren.
In de interviews met de behandelaars werd ook nagevraagd in hoeverre de cliënten verantwoordelijkheid voor hun eigen aandeel nemen. Scott en Wolfe (2000) vermelden dat partnermishandelaars zelf als meest succesvolle ingrediënten van hun behandeling noemen: verantwoordelijkheid leren nemen voor het geweld; ontwikkelen van empathie; minder afhankelijk worden van de partner; en leren onderhandelen met de partner. De indruk van de behandelaars was dat cliënten met een afhankelijk of een borderline persoonlijkheidsprofiel meestal wel verantwoordelijkheid nemen voor hun gedrag.
Het is verleidelijk de focus van de hulpverlening te verleggen naar de klachten die de cliënt presenteert, terwijl kenmerkend voor het werken in forensische settings nu juist is dat deze klachten niet noodzakelijk sporen met het probleem waarvoor de cliënt is aangemeld: het relationele geweld. Vooral cliënten met een narcistisch persoonlijkheidsprofiel blijken hier goed in: 'Als mijnheer G komt, heeft hij altijd twee stoelen nodig. Eén voor zichzelf en één voor het dossier over zijn vrouw'. In dergelijke zaken zijn twee hulpmiddelen voor confrontatie uit het protocol behulpzaam: *1* de geweldsinventarisatielijst, waarin gedetailleerd gevraagd wordt naar het gewelddadige gedrag van de cliënt, en *2* de smoezenlijst, waarin de verontschuldigingen die de cliënt aanvoert met hem op een rijtje worden gezet om ze vervolgens te kunnen uitdagen.
Een ander probleem waar onze behandelaars op stuitten was dat confrontatietechnieken slecht blijken aan te sluiten bij allochtone cliënten uit mediterrane landen en Klein-Azië – de landen waar schaamte een heel grote rol speelt – en dat deze cliënten door de behandelaars (terecht of onterecht) als narcistisch worden getypeerd. Behandelaars vertellen dat het concreet uitvragen van het door de

cliënt gehanteerde geweld in deze zaken soms vrijwel onmogelijk wordt omdat het voor de cliënt te schaamtevol is. In algemene zin geeft hij wel toe dat er zaken zijn gebeurd die niet zo hadden moeten lopen, maar eigen verantwoordelijkheid neemt hij in concrete zin niet. Meer confrontatie leidt dan tot meer van hetzelfde. Bij aanpak van deze patiënten zou om te beginnen een benadering uit de oplossingsgerichte therapie misschien beter zijn (Cladder, 2002). Uitgangspunt daarvan is dat de cliënt een gestuurde cliënt is voor wie niet zozeer het relationele geweld zelf als wel de maatschappelijke reactie erop (politie-interventie en doorverwijzing naar AFP Noord-Nederland) de eerste bron van zorg vormt. Het is immers een bron van schaamte. De cliënt wordt daarom eerst gevraagd te bedenken wat hij zou kunnen doen om ervoor te zorgen dat de politie niet meer bij hem aanklopt. Als hij vervolgens aangeeft dat het probleem is ontstaan doordat zijn vrouw die hulp inriep, wordt hem gevraagd te bedenken wat hij zou kunnen doen om zijn vrouw op zo'n manier te helpen dat zij die hulp niet meer hoeft in te roepen. In dit scenario wordt de dader helemaal niet aangesproken op het eerdere geweld, maar wel op zijn vermogen bij te dragen aan een oplossing van het probleem. Wij kunnen ons voorstellen dat dit een aanpak is die meer effect kan sorteren bij sommige zeer krenkbare en schaamtevolle daders, allochtoon of autochtoon.
Al met al is onze indruk dat we in de toekomst niet zozeer moeten streven naar een vast protocol, maar meer naar modules die we naargelang de problematiek kunnen aanbieden. Hierbij zou niet alleen het type dader, maar ook de in het specifieke geval geïdentificeerde risicofactoren voor partnergeweld (idealiter op basis van een gestructureerde risicotaxatie) bepalend dienen te zijn voor de vormgeving van de behandeling (De Ruiter & Veen, 2004). Binnen de behandelprogramma's in Nederland is dat tot nu niet of nauwelijks het geval (zie voor een recent overzicht: Transact, 2004).

De integrale aanpak

De gekozen vorm van samenwerking tussen politie, AMW, en de daderbehandelaars van de AFP Noord-Nederland, alsmede het periodiek overleg in regionale werkgroepen met al deze partners, heeft als voordeel dat een gezamenlijke lijn rondom de casus is uit te zetten, hoewel organisatorisch tijdrovend. Gedurende het project is overigens besloten dat, wanneer de partners zorg hebben over de gevolgen van het relationele geweld voor de kinderen, zij het AMK inlichten. De veiligheid van de kinderen is daardoor beter gewaarborgd. Relationeel geweld heeft potentieel immers zeer schadelijke effecten op kinderen.

Tot slot

Met het bovenstaande hebben wij een schets gegeven van de thans vigerende kennis over partnermishandeling, ons initiatief met *Thuisfront* in Noord Nederland en onze ervaringen met de daderhulpverlening. Een belangrijk resultaat is dat relationeel geweld als probleemgebied bij alle deelnemende instellingen wordt erkend en ook vaker wordt *her*kend als probleem bij cliënten die al onder behandeling stonden of begeleiding kregen. Onze tentatieve bevindingen sluiten aan bij die in de internationale vakliteratuur, maar verdienen nadere toetsing. Onze ervaring is dat betrekkelijk kortdurende hulp zinvol lijkt bij ten minste een deel van de daders. Gestreefd moet worden naar een betere afstemming tussen type interventie, type dader en de individuele, specifieke risicofactoren voor relationeel geweld. Bedenkelijk is dat juist de groep die wellicht verantwoordelijk is voor de ernstigste vormen van relationeel geweld, moeilijk te bereiken en niet goed te behandelen lijkt.

Literatuur

Baas, N.J. (1998). *Stalking*. Den Haag: ministerie van Justitie.

Baars (2003). Daderbehandeling. In J. van Lawick & M. Groen (red.), *Intieme oorlog* (p. 175-211). Amsterdam: van Gennep.

Babcock, J.C., Green, C.E., & Robie, C. (2004). Does batterers' treatment work? A meta-analytic review of domestic violence treatment. *Clinical Psychology Review, 23,* 1023-1054.

Bennett, L., & Williams, O. (2001). *Controversies and recent studies of batterer intervention program effectiveness.* www.vaw.umn.edu.

Caetano, R., Schafer, J., Clark, C.L., Cunradi, C.B., & Rasberry, K. (2000). Intimate partner violence, acculturation and alcohol consumption among Hispanic couples in the United States. *Journal of Interpersonal Violence, 15,* 30-45.

Cladder, H. (2002). *Korte oplossingsgerichte psychotherapie.* Lisse: Swets & Zeitlinger.

Daly, J.E., Power, T.G., & Gondolf, E.W. (2001). Predictors of batterer program attendance. *Journal of Interpersonal Violence, 16,* 971-991.

Daro, D., Edleson, J.L., & Pinderhughes, H. (2004). Finding common ground in the study of child maltreatment, youth violence and adult domestic violence. *Journal of Interpersonal Violence, 19,* 282-298.

Dijk, T. van, Flight, S., Oppenhuis, E., & Duesman, B. (1997). *Huiselijk geweld: Aard, omvang en hulpverlening.* Den Haag: Ministerie van Justitie.

Dijk, T. van, & Oppenhuis, E. (2002). *Huiselijk geweld onder Surinamers, Antillianen en Arubanen, Marokkanen en Turken in Nederland.* Den Haag: Ministerie van Justitie.

Dilillo, D., Giuffre, D., Tremblay, G.C., & Peterson, L. (2001). A closer look at the nature of intimate partner violence reported by women with a history of sexual child abuse. *Journal of Interpersonal Violence, 16,* 116-132.

Dixon, L., & Brown, K. (2003). The heterogeneity of spouse abuse: A review. *Aggression and Violent Behavior, 8,* 107-130.

Dutton, D.G. (1995). *The domestic assault of women: Psychological and criminal justice perspectives.* Vancouver, Canada: UBC Press.

Dutton, D.G, Golant, G., & Pijnaker, H. (2000). *De partnermishandelaar: Een psychologisch profiel.* Houten: Bohn Stafleu van Loghum.

Eliasson, P.E. (2001). *Men, women and violence: Understanding and changing violent behaviour.* Stockholm: Carlsson.

Gerlock, A.A. (2001). Relationship mutuality: Why is it important in batterers' rehabilitation? *Journal of Interpersonal Violence, 16,* 768-783.

Groen, M. (2001). *Geweld en schaamte. Richtlijnen voor de eerstelijnshulpverlening bij relationeel geweld in gezinnen van migranten en vluchtelingen.* Utrecht: Vrouwenopvang Utrecht.

Goodman, L.A., Dutton, M.A., & Bennett, L. (2002). Predicting repeat abuse among arrested batterers. *Journal of Interpersonal Violence, 17,* 63-74.

Guille, L. (2004). Men who batter and their children: An integrated review. *Aggression and Violent Behavior, 9,* 129-163.

Hildebrand, M., & Ruiter, C. de (in voorbereiding). *SARA. Beoordelen van het risico van relationeel geweld.*

Hanson, R.K., & Wallace-Capretta, S. (2000). *Predicting recidivism among male batterers.* Ottawa, Canada: Department of the Solicitor General of Canada.

Hare, R.D. (1991). *The Hare Psychopathy Checklist-Revised.* Toronto: Multi Health Systems.

Hare, R.D. (2003). *Hare Psychopathy Checklist-Revised (PCL-R): 2nd edition*. Toronto: Multi Health Systems.
Heery, G. (2001). *Preventing violence in relationships*. London: Jessica Kingsley.
Hilton, N.Z., Harris, G.T., & Rice, M.E. (2001). Predicting violence by serious wife assaulters. *Journal of Interpersonal Violence, 16*, 408-423.
Holtzworth-Munroe, A., Meehan, J.C., Herron, K., Rehman, U., & Stuart, G.L. (2003). Do subtypes of maritally violent men continue to differ over time? *Journal of Consulting and Clinical Psychology, 71*, 728-740.
Janinski, J.L. (2001). Pregnancy and violence against women. *Journal of Interpersonal Violence, 16*, 712-733.
Jukes, A.E. (1999). *Men who batter women*. London: Routledge.
Kane, T.A., Staiger, P.K., & Ricciardeli, L.A. (2000). Male domestic violence: Attitudes, aggression and interpersonal dependency. *Journal of Interpersonal Violence, 15*, 16-29.
Kitzmann, K.M., Gaylord, N.K., Holt, A.R., & Kenny, E.D. (2003). Child witnesses to domestic violence: A meta analytic review. *Journal of Consulting and Clinical Psychology, 71*, 339-352.
Korf, D.J., Mot, E., Meulenbeek, H., & Brandt, T. van den (1997). *Economische kosten van thuisgeweld tegen vrouwen*. Den Haag: Ministerie van VWS.
Kropp, P.R., Hart, S.D., Webster, C.D., & Eaves, D. (1995). *Manual for the Spousal Assault Risk Assessment Guide (2nd edition)*. Vancouver, Canada: Institute on Family Violence.
La Taillade, J.J., & Jacobson, N.S. (1997). Domestic violence: Antisocial behavior in the family. In D.M. Stoff, J. Brieling, & J.D. Maser (Eds.), *Handbook of antisocial behavior* (p. 535-550). New York: Wiley.
Lawick, J. van, & Groen, M. (2003). *Intieme oorlog: Over geweld en kwetsbaarheid in gezinsrelaties*. Amsterdam: Van Gennep.
Linden, R. van der, & Steketee, M. (1999). *Daderhulpverlening in Nederland: Inventarisatie van hulpaanbod en preventie voor daders van huiselijk en seksueel geweld*. Utrecht: Transact.
Luteijn, F., & Kok, A.R. (1985). *De Nederlandse verkorte MMPI*. Lisse: Swets & Zeitlinger.
Mauricio, A.M., & Gormley, B. (2001). Male perpetration of physical violence against female partners. *Journal of Interpersonal Violence, 16*, 1066-1081.
McFarlane, J., Wilson, P., Malecha, A., & Lemmey, D. (2000). Intimate partner violence. *Journal of Interpersonal Violence, 15*, 158-169.
Meloy, J.R. (1995). *The psychopathic mind*. Northvale: Jason Aronson.
Murphy, C.M., & Baxter, V.A. (1997). Motivating batterers to change in the treatment context. *Journal of Interpersonal Violence, 12*, 607-619.
Outsem, R. van (2001). *De aanpak: Systeemgerichte hulp bij geweld in relaties*. Utrecht: Transact.
Philipse, M., Ruiter, C. de, Hildebrand, M., & Bouman, Y. (2000). *HCR-20. Beoordelen van het risico van gewelddadig gedrag, Versie 2*. Nijmegen/Utrecht: Prof.mr. W.P.J. Pompestichting/ Dr. Henri van der Hoeven Stichting.
Römkens, R. (1989). *Onder ons gezegd en gezwegen: Geweld tegen vrouwen in man-vrouwrelaties*. Rijswijk: Ministerie van WVC.
Ruiter, C. de & Veen, V. (2004). *Terugdringen van recidive bij drie typen geweldsdelinquenten*. Utrecht: Trimbos-instituut.
Schippers, G.M., & Jonge, J. de (2002). Motiverende gespreksvoering. *Maandblad Geestelijke volksgezondheid, 57*, 250-265.
Scott, K., & Wolfe, D.A. (2000). Change among batterers: Examining mens' success stories. *Journal of Interpersonal Violence, 15*, 827-842.
Shepard, F.M., Falk, D.R., & Elliott, B.A. (2002). Enhancing coordinated community responses tot reduce recidivism in cases of domestic violence. *Journal of Interpersonal Violence, 17*, 551-569.
Sheridan, L., & Davies, G.M. (2001). Violence and the prior victim-stalker relationship. *Criminal Behaviour and Mental Health, 11*, 102-116.
Sonkin, D.J. (2000). *The court mandated perpetrator assessment and treatment handbook*. Volcano, CA: Volvano Press.
Tolman, R.M., & Edleson, J.L. (1995). Intervention for man who batter: A review of research. In S.R. Stith & M.A. Straus (Eds.), *Understanding partner violence: Prevalence, causes, consequences and solutions* (p. 262-273). Minneapolis, Minnesota: National Council on Family Relations.

Transact (2004). *Inventarisatie methodieken huiselijk geweld.* www.transact.nl.
Vertommen, H., Verheul, R., Ruiter, C. de, & Hildebrand, M. (2002). *Hare's Psychopathie Checklist: Handleiding.* Lisse: Swets Test Publishers.
Walker, L.E., & Meloy, J.R. (1998). Stalking and domestic violence. In J.R. Meloy (Ed.), *The psychology of stalking* (p. 140-164). New York: Academic Press.
Warnaar, A.,Wegelin, M., & Schippers, G. (2002). *Protocol Thuisgeweld Ambulante Forensische Psychiatrie.* Intern rapport AFP Noord-Nederland.
Weisz, A.N., Tolman, R.M., & Saunders, D.G. (2000). Assessing the risk of severe domestic violence: The importance of survivors' predictions. *Journal of Interpersonal Violence, 15,* 75-90.
Webster, C.D., Douglas, K.S., Eaves, D., & Hart, S.D. (1997). *HCR-20: Historical Clinical Risk Management-20 (second edition).* Vancouver, BC: Simon Fraser University.
Wegelin, M.M. (2002). *Project Begeleiding van partnermishandelaars. Rapportage over de periode oktober 2001-oktober 2002.* Groningen: Thuisfront.
Wegelin, M.M. (2004). *Project Begeleiding van partnermishandelaars. Rapportage over de periode oktober 2000-oktober 2003.* Groningen: Thuisfront.
White, R.J., & Gondolf, E.W. (2000). Implications of personality profiles for batterer treatment. *Journal of Interpersonal Violence, 15,* 467-488.
White, R.J., & Gondolf, E.W. (2001). Batterer program participants who repeatedly reassault. *Journal of Interpersonal Violence, 16,* 361-380.

Behandeling van zwakbegaafde en licht verstandelijk gehandicapte plegers van seksueel misbruik[1]

B. le Grand, B. Lutjenhuis en A. Solodova

Inleiding

Seksuele misdrijven roepen heftige emotionele reacties op. Buurtbewoners voeren handtekeningenacties om een pleger uit hun buurt te weren. Zowel in de politiek als in de media worden kritische kanttekeningen geplaatst bij de effectiviteit van behandeling bij plegers van zedenmisdrijven in relatie tot de hoge kosten.

Een bijzondere categorie plegers is de groep mensen die op licht verstandelijk gehandicapt of zwakbegaafd niveau functioneert. Zij ervaren vaak een discrepantie tussen wat ze *kunnen* en wat ze *willen*. Ze willen hun leven naar eigen idee vorm en inhoud geven, terwijl ze toch ook in meerdere of mindere mate afhankelijk blijven van anderen. Bij de behandeling van licht verstandelijk gehandicapte en zwakbegaafde mensen heeft de therapeut dagelijks te maken met deze discrepantie. De behandeling moet zo worden vormgegeven, dat zij aansluit bij de mogelijkheden van de cliënt en tegemoetkomt aan dat wat hij kan en wil, maar ook rekening houdt met zijn beperkingen. Bij de behandeling van zwakbegaafde of licht verstandelijk gehandicapte plegers van seksueel misbruik wordt veelal een directief-gedragstherapeutische ingang gekozen. De laatste tijd is daar ook de cognitieve benadering aan toegevoegd, in de vorm van de delictscenario- en terugvalpreventiemethode.

Dit hoofdstuk bevat eerst een overzicht van de literatuur op het gebied van behandeling van zwakbegaafde en licht verstandelijk gehandicapte plegers van seksueel misbruik. Daarna beschrijven wij een intramuraal behandelprogramma, waarvan tevens de eerste resultaten worden vermeld.

---

1 Dit hoofdstuk is een bewerking van een in maart 2003 gepubliceerd artikel in het tijdschrift *Directieve therapie, 24*, 82-102.

Definities

De bestudering van de internationale literatuur over (zeden)delicten gepleegd door mensen met een verstandelijke handicap wordt gecompliceerd door de onduidelijkheid van terminologie en definities. Zo worden, afhankelijk van het land en de tijd waarin het artikel is verschenen, de volgende termen door elkaar gebruikt: *developmental disability, intellectual disability, mental retardation, learning disability, mental handicap, low functioning, borderline functioning, intellectual and developmental difficulties, intellectual and socially disadvantaged* en *learning difficulties.* En in het Nederlandse taalgebied worden de begrippen lichte zwakzinnigheid, zwakbegaafdheid, moeilijk lerend en lichte verstandelijke handicap niet altijd op dezelfde manier gehanteerd. Met name het verschil tussen zwakbegaafdheid en lichte verstandelijke handicap is niet altijd duidelijk.
Zwakbegaafdheid wordt in de vierde editie van het *Diagnostic and Statistical Manual of Mental Disorders* (DSM-IV; American Psychiatric Association, 1994) omschreven als een IQ van 71 tot 84. Resing en Blok (2002) stelden voor, de grenzen 70 tot 79 en de term 'moeilijk lerend' te hanteren.
De diagnose *lichte verstandelijke handicap,* ofwel *lichte zwakzinnigheid,* vereist volgens de DSM-IV (1994) de aanwezigheid van de volgende kenmerken:

- verstandelijk duidelijk onder het gemiddelde functioneren: een IQ tussen 50 en 55 tot ongeveer 70 bij een individueel toegepaste IQ-test;
- gelijktijdig aanwezige tekorten in of beperkingen van het huidige aanpassingsgedrag (dat wil zeggen of betrokkene erin slaagt te voldoen aan de standaarden die bij zijn of haar leeftijd verwacht kunnen worden binnen zijn of haar culturele achtergrond);
- begin voor het achttiende levensjaar.

In een overzichtsartikel van Simpson en Hogg (2001) over delictgedrag van mensen met een verstandelijke handicap, stelden de auteurs dit probleem aan de orde. Zij constateerden dat van de 480 onderzoeksartikelen er slechts 15 aan een aantal noodzakelijke criteria voldeden waaronder 'het betrouwbaar vaststellen van de verstandelijke handicap'. In dit hoofdstuk gaan we in op zowel licht verstandelijk gehandicapte als zwakbegaafde daders.

Prevalentie van crimineel gedrag

Er is voor Nederland geen recent betrouwbaar cijfermateriaal voorhanden over de prevalentie van zwakbegaafdheid en lichte verstandelijke handicap. Schattingen variëren van 0,3 tot 0,8% van de bevolking (Schrojenstein Lantman-de Valk, 2002). Extrapolatie van gegevens uit een onderzoek in Limburg levert een prevalentiecijfer van 0,7% op. Ook de prevalentie van criminaliteit onder zwakbegaafde en licht verstandelijk gehandicapte mensen is in Nederland onbekend. In het verleden werd algemeen aangenomen dat in deze doelgroep relatief meer crimineel gedrag zou voorkomen; een laag IQ zou een mediërende variabele zijn bij het ontstaan van agressief gedrag en een risicofactor voor een latere veroordeling (Heusmann, Eron & Dubow, 2002). Day (1993) stelt echter dat de groep verstandelijk gehandicapten slechts een *kleine* bijdrage levert aan de justitiële statistieken. De cijfers in de door hem bekeken studies, waarin het IQ regulier gemeten werd, variëren van 2 tot 10%. Ook Lindsay (2002) concludeert dat de incidentie van criminaliteit onder deze doelgroep niet (veel) hoger is dan de incidentie van criminaliteit in de algemene bevolking. Simpson en Hogg (2001) concludeerden naar aanleiding van een door hen uitgevoerde meta-analyse dat er – vooral ten gevolge van methodologische problemen in de diverse studies – geen bewijs is dat mensen met een verstandelijke handicap vaker delicten plegen dan normaal begaafde mensen. Holland, Clare en Mukhopadhyay (2002) menen dat er wél ondersteuning is voor de hypothese dat mensen met een verstandelijke handicap oververtegenwoordigd zijn in het justitiële circuit. Ook lijkt het erop dat de doelgroep vaker vertegenwoordigd is in instituten (al dan niet justitieel) voor mensen die ernstige delicten hebben begaan. Hodgins (1992) meldt in een studie naar alle gevangenen van één bepaald cohort in Kopenhagen een vijf keer hogere incidentie van gewelddadige delicten onder mensen met een verstandelijke handicap.[1] Van de Nederlandse populatie terbeschikkinggestelden, opgenomen in de periode 1995 tot 2000, had meer dan 30% een IQ < 90; daarvan was 15% zwakbegaafd en lag bij 5% het intelligentieniveau tussen 50 en 69 (Van Emmerik, 2001).

Prevalentie van zedendelicten

Het aantal bij de politie bekende zedendelicten in Nederland schommelt tussen de 2000 en 2350 per jaar (Daalder & Essers, 2003). In 56% van de gevallen betreft het een pedoseksueel delict, waarbij in 13% het slachtoffertje jonger is dan zes jaar. Vaak zijn er meerdere slachtoffers. Ongeveer de helft van de daders is al eerder met justitie in aanraking geweest, vaak voor uiteenlopende delicten. Bij alle cijfers moet worden bedacht dat veel zedendelicten niet worden aangegeven en veel aangiften worden geseponeerd (bijvoorbeeld Frenken, 2002).
In twee risicotaxatie-instrumenten – de *Sex Offender Risk Appraisal Guide* (SORAG; Quinsey, Lalumière, Rice & Harris, 1995) en de *Sexual Violence Risk-20* (SVR-20; Boer, Hart, Kropp & Webster, 1997; Nederlandse versie: Hildebrand, De Ruiter & Van Beek, 2001) – geldt een verstandelijke handicap als een risicofactor voor herhaling van het plegen van een seksueel delict (Lambrick, 2003). Bij verstandelijk gehandicapten zouden geweldpleging en seksuele delicten vaker voorkomen (Lindsay, 2002; Schilling & Schinke, 1989; Simpson & Hogg, 2001). Hoewel deze indruk vaker gemeld wordt, concluderen Holland e.a. (2002) dat er weinig ondersteuning is voor deze conclusie bij mensen met een verstandelijke handicap, vooral omdat vaak niet duidelijk is of het *werkelijk* om verstandelijk gehandicapten gaat.
Zwakbegaafden (dus niet: licht verstandelijk gehandicapten) zouden wél vaker seksuele delicten, vernieling en beroving plegen (niet diefstal; Day, 1997). Nezu, Nezu, en Dudek (1998) schatten dat verstandelijk gehandicapten tussen

1 Deze oververtegenwoordiging zou volgens Simpson en Hogg (2001) niet gelden voor mensen met een IQ lager dan 50. Lindsay (2002) meent dat mensen met een IQ lager dan 55 niet in de gevangenis thuishoren, aangezien ze niet in staat worden geacht de wetten te begrijpen en dus niet toerekeningsvatbaar zijn.

10 en 15% van de seksuele geweldplegers uitmaken. Samen met de zwakbegaafde populatie zou dit getal stijgen tot 40%.
Er zijn aanwijzingen dat seksueel delictgedrag gericht tegen medebewoners of personeel door daders met een verstandelijke handicap die in instellingen verblijven, minder vaak wordt aangegeven. Dit zou kunnen leiden tot een onderschatting (Green, Gray & Willner, 2002; Holland e.a., 2002; Lambrick, 2003; Owen, Murphy & Russell, 2003).
Daalder en Essers (2003) constateerden dat er in een representatieve steekproef van Nederlandse seksuele delinquenten in het justitiële systeem opvallend veel 'zwakbegaafden' voorkwamen, overigens zonder hierbij aantallen te noemen. In de eerder genoemde TBS-populatie in Nederland waren seksuele delicten in de doelgroep met een IQ < 85 oververtegenwoordigd (36% versus 26% bij normaal begaafde terbeschikkinggestelden). Het percentage seksuele delictplegers met kinderen was het hoogst bij de categorie plegers met een IQ tussen 50 en 84 (Van Emmerik, 1999).

Kenmerken van licht verstandelijk gehandicapte en zwakbegaafde zedendelinquenten

In de literatuur wordt door diverse auteurs ingegaan op de kenmerken van licht verstandelijk gehandicapte en zwakbegaafde zedendelinquenten. De meeste van deze kenmerken zijn niet empirisch onderbouwd, maar *expert opinions*.

Overeenkomsten met normaal begaafde zedendelinquenten

Er zijn belangrijke overeenkomsten tussen zwakbegaafde en normaal begaafde zedendelinquenten (Van Daele, 2000; Day, 1997; Haaven, Little & Petre-Miller, 1990; Schoen & Hoover, 1990). Zwakbegaafde daders zouden net zo bedreven zijn in het creëren van cognitieve vervormingen, zoals stereotiepe opvattingen en mythen over vrouwen, ontkenning, bagatellisering van de ernst van het misbruik, en het slachtoffer de schuld geven. Verstandelijk gehandicapte of zwakbegaafde zedendelinquenten zijn, evenals normaal begaafde zedendelinquenten, minder impulsief dan plegers van een niet-seksueel delict en dan mensen die geen delict hebben gepleegd (Parry & Lindsay, 2003). Als meest opvallende overeenkomst wordt genoemd: de ontoereikende communicatieve vaardigheden, die samenhangen met een opvallend laag gevoel van eigenwaarde.

Verschillen met normaal begaafde zedendelinquenten

Op een aantal gebieden verschillen licht verstandelijk gehandicapte en zwakbegaafde zedendelinquenten van normaal begaafde zedendelinquenten. Zo zijn er verschillen in *achtergrondkenmerken*. Zwakbegaafde en licht verstandelijk gehandicapte zedendelinquenten zijn doorgaans ouder wanneer zij hun eerste misdrijf plegen. Ze hebben een lagere sociaal-economische achtergrond en zijn vaker werkloos. Opvallend is de invloed van het verlies van de vader in het leven van de pleger en de invloed van een voorgeschiedenis van delictpleging in de familie (Simpson & Hogg, 2001). Er zijn aanwijzingen dat deze daders in hun

jeugd vaker seksueel misbruikt zijn dan seksuele delinquenten zonder intellectuele tekorten (Lindsay, Law, Quinn, Smart & Smith, 2001; Owen e.a., 2003).
Er zijn verschillen in *aanleidingen tot* of *oorzaken van* het plegen van delicten. Mensen met een verstandelijke handicap zouden minder goed zijn in het voorbereiden en het verbergen van hun delicten. Een belangrijk deel van de seksuele misdrijven die door mensen met een verstandelijke handicap worden gepleegd, zou het gevolg zijn van onwetendheid, gebrek aan kennis over seksualiteit, inadequate sociale redzaamheid en van een slecht ontwikkelde of niet aanwezige zelfcontrole (Cooper, 1995; Lindsay, 2002). Ze zouden meer dan normaal begaafden in het oog worden gehouden, waardoor ze eerder kans lopen te worden betrapt (Van Daele, 2000).
De verstandelijk gehandicapte zou een tekort aan intellectuele *sophistication* en cognitieve en imaginaire mogelijkheden hebben om meer extreme vormen van parafilie te ontwikkelen of te voeden (Day, 1997; Schilling & Schinke, 1989). De auteurs laten in het midden om welke vormen van parafilie het hier zou gaan. Bij het merendeel is het delict eerder een grove uiting van gefrustreerde seksuele gevoelens en soms een onhandige uitnodiging tot (verder) seksueel contact.
Er zijn verschillen in *de keuze van de slachtoffers*. Verstandelijk gehandicapte en zwakbegaafde daders begeven zich bij voorkeur in de nabijheid van zwakke en langdurig kwetsbare mensen, aangezien zij zich dan de sterkere voelen. Veelal gaan ze geen (langerdurende) relatie aan met het slachtoffer, aangezien ze minder relationele en emotionele mogelijkheden hebben (Van Daele, 2000). Verstandelijk gehandicapte seksuele delinquenten differentiëren minder tussen hun slachtoffers wat betreft leeftijd en geslacht van het slachtoffer en het type delict (Day, 1997; Lindsay, 2002). Uit Nederlands onderzoek komt naar voren dat zedendelinquenten in 7% van de misdrijven alleen mannelijke slachtoffers misbruiken en in 9% zowel mannelijke als vrouwelijke slachtoffers (Daalder & Essers, 2003). Verstandelijk gehandicapte daders zouden weinig onderscheid maken wat sekse en leeftijd van de slachtoffers betreft en kennen vaak hun slachtoffers niet. Ze misbruiken zelden volwassen vrouwelijke slachtoffers vanuit een vaste relatie en maken meer mannelijke slachtoffers. Hun slachtoffers zijn bovendien vaak kinderen of jongeren (Balogh e.a., 2001; Lindsay 2002; Murrey, Briggs & Davis, 1992). Ten slotte misbruiken verstandelijk gehandicapte daders vaak andere verstandelijk gehandicapten (Brown & Stein, 1997).
Een ander verschil betreft *de ernst van het delict*. Verstandelijk gehandicapte daders plegen vaker minder ernstige seksuele delicten (zoals seksueel getinte aanraking, exhibitionisme). Normaal begaafde zedendelinquenten zouden vaker penetreren of een poging daartoe doen (Brown & Stein, 1997; Day, 1993). Dit betekent overigens niet dat zwakbegaafde en licht verstandelijk gehandicapte daders geen ernstige verkrachtingen en seksuele mishandelingen plegen; dit blijkt bij de later in dit artikel beschreven populatie van *Hoeve Boschoord*.

Algemene kenmerken

Naast de specifieke kenmerken van licht verstandelijk gehandicapte en zwakbegaafde zedendelinquenten met betrekking tot het seksuele delictgedrag – in vergelijking met normaal begaafde zedendelinquenten – zijn er meer algemene kenmerken en problemen als gevolg van de verstandelijke handicap, die een grote rol spelen bij het faciliteren van een delict. Van Daele (2000) noemde in dit verband de uitgebreidheid van de problematiek. Als gevolg van verstandelijke, lichamelijke en affectieve disfuncties, van alcohol- en drugsmisbruik en de sterke afhankelijkheid van de buitenwereld, kent deze groep niet alleen de problemen die verbonden zijn met hun seksueel daderschap als zodanig. Vaak is dit slechts één onderdeel van hun complexe problematische levenssituatie. Slagter (2001) noemt de afwijkende en problematische wijze van informatieverwerking, denken en leren. Coleman en Haaven (1998) merken op dat licht verstandelijk gehandicapte mensen minder goed nieuw aangeleerd gedrag generaliseren en sneller terugvallen bij gebrek aan begeleiding bij de overgang naar de maatschappij.

Verschillen binnen de populatie verstandelijk gehandicapte daders

Lindsay (2002) en Holland e.a. (2002) veronderstellen het bestaan van twee verschillende groepen daders met een verstandelijke handicap. In de eerste plaats is er een groep met een sociale achterstand, vaak komend uit problematische gezinnen die meestal niet bekend zijn bij hulpverleners in de zorg voor verstandelijk gehandicapten. Bij hen is waarschijnlijk sprake van impulsief risicogedrag en middelenmisbruik in de jeugd en van sociale uitsluiting in de adolescentie en de volwassenheid. Day (1988) en Lund (1990) beschrijven deze typische dader als een licht verstandelijk gehandicapte jonge man of zwakbegaafd, afkomstig uit een arme stedelijke omgeving met een geschiedenis van psychosociale deprivatie, die gedragsproblemen heeft laten zien en waarschijnlijk langere tijd in instituten heeft verbleven, met kenmerken van een persoonlijkheidsstoornis en een familiegeschiedenis van criminaliteit (samengevat in Johnston, 2002). Daarnaast is er een groep die wel in contact is gekomen met de zorg voor verstandelijk gehandicapten. Het verschil tussen probleemgedrag en delict is bij deze groep vaak arbitrair. Het is niet altijd duidelijk waarom de ene dader wel en de andere niet in het justitiële circuit belandt.

Recidive

De recidive met een zedendelict bij behandelde zedendelinquenten varieert in meta-analyses van 13% tot 39%, afhankelijk onder andere van type delinquent en tijdsduur van follow-up (De Vogel & De Ruiter, 2003). Wanneer gebruik wordt gemaakt van *survivalanalyse* stijgt dit percentage naar 35% tot 52%. Nederlands onderzoek wijst verder uit dat de recidive over 25 jaar, van alle mensen die in 1977 voor een zedendelict werden veroordeeld, 29% was (Nieuwbeerta, Blokland & Bijleveld, 2003). Hiervan pleegde 24% van de verkrachters/aanranders, 28% van de ontuchtplegers en 40% van de exhibitionisten een nieuw zedenmisdrijf.

Er is weinig onderzoek naar recidive met een seksueel delict bij seksueel delinquenten met een verstandelijke handicap. Klimecki, Jenkinson en Wilson (1994) vonden bij mensen met een verstandelijke handicap met verschillende soorten delicten, een algemene recidive van 41% en een recidive met een seksueel delict van 31%. Een deel van deze populatie bevond zich echter nog in een gesloten instelling. Het grootste deel van de recidives zou hebben plaatsgevonden in het

eerste jaar na ontslag (zie ook Nieuwbeerta e.a., 2003). Lund (1990) constateerde dat vaak geen aangifte werd gedaan bij delicten door verstandelijk gehandicapten. Ook Holland e.a. (2002) kwamen tot deze conclusie.
In Nederland bedroeg de recidive met seksuele delicten bij verstandelijk gehandicapte en zwakbegaafde mensen uit *Hoeve Boschoord* 30% (Ten Wolde, 1990). Bruinsma (1996) volgde zes zwakbegaafde zedendelinquenten na hun ontslag uit *Harreveld*, een justitiële behandelinstelling voor jeugdigen. Hiervan had de helft binnen vijf jaar na ontslag opnieuw een seksueel delict gepleegd.

Psychodiagnostiek

De belangrijkste forensisch-psychologische vraag die onder meer door middel van het psychodiagnostisch onderzoek beantwoord moet worden, is waarom een persoon op een bepaald moment onder bepaalde omstandigheden tot een specifiek delict is gekomen en wat eraan gedaan kan worden om herhaling te voorkomen. Bij het beantwoorden van deze vraag is het van belang om, behalve de gangbare vormen van psychodiagnostiek, onderzoek te doen naar een aantal specifieke gebieden (Le Grand, 1995):

1 de psychoseksuele ontwikkeling (de seksuele ontwikkeling, de rolverdeling in het gezin, de wijze waarop de seksuele voorlichting heeft plaatsgevonden, de seksuele ervaringen, masturbatiefantasieën en eventuele traumatische ervaringen);
2 opvattingen en ideeën over seksualiteit, mannelijkheid, vrouwelijkheid, relaties en macht;
3 de functie van zowel het daadwerkelijk gepleegde als het gefantaseerde seksuele misbruik (als dader), in samenhang met eventuele tekorten en persoonlijkheidsproblemen;
4 typologie van de dader;
5 risicotaxatie.

Aan de hand van alle diagnostische bevindingen kan beoordeeld worden op welke gebieden er tekorten zijn, maar ook wat voor mogelijkheden iemand heeft. Met name de vaardigheden en de sterke kanten zijn van belang om gebruik van te kunnen maken in de behandeling.

Psychodiagnostische problemen bij licht verstandelijk gehandicapten en zwakbegaafden

Is de vraag 'waarom deze persoon op een bepaald moment onder bepaalde omstandigheden tot dat specifieke delict is gekomen' bij normaal begaafde mensen al moeilijk te beantwoorden, bij licht verstandelijk gehandicapte en zwakbegaafde mensen is het doorgaans nog gecompliceerder om als onderzoeker relevante informatie te verkrijgen. Factoren als vertraagde ontwikkeling, beperkte verstandelijke vermogens, laag sociaal-emotioneel ontwikkelingsniveau en specifieke interactiepatronen met de omgeving maken dat een diagnosticus rekening moet houden met een reeks van aspecten die bij niet-verstandelijk gehandicapte mensen geen of een kleine rol spelen (Došen, 1990). Vaak schieten de vaardigheden

om te abstraheren tekort; het zich in gedachten kunnen verplaatsen in tijd en ruimte is gebrekkig ('waar was je op een bepaald moment en wat deed je toen?'), het taalgebruik is zwak, de mogelijkheden tot introspectie beperkt, het onderscheid tussen denken, voelen en doen diffuus, en het denken verloopt vaak situatiespecifiek (informatie wordt weinig gedifferentieerd en geschematiseerd). Veel onderzoek – met name het persoonlijkheids- en gedragsonderzoek – is dan ook moeilijk uitvoerbaar. Vragenlijsten, zoals de Amsterdamse Biografische Vragenlijst (ABV; De Wilde, 1970), de Nederlandse Persoonlijkheids Vragenlijst (NPV; Luteijn, Starren & Van Dijk, 1985) en de Schaal voor Interpersoonlijk Gedrag (SIG; Vijftigschild, Berger & Van Spaendonck, 1969), zijn slechts bij een enkeling af te nemen.
Ook het afnemen van een seksuele anamnese levert vaak problemen op. Omdat verstandelijk gehandicapte mensen moeite hebben met abstract denken, begrijpen ze veel vragen niet en hebben ze veel uitleg nodig. Bovendien kunnen zij moeite hebben met het verwoorden van de antwoorden. Een bijkomend probleem bij het verrichten van diagnostisch onderzoek is, dat veel testmateriaal niet genormeerd is voor verstandelijk gehandicapten, waardoor interpretatie van de resultaten moeilijk is.
Het in kaart brengen van het emotionele niveau van functioneren van mensen met een lichte verstandelijke handicap is een belangrijk onderdeel van het diagnostisch onderzoek. De mogelijkheden hiertoe zijn beperkt. De Schaal voor Sociaal-Emotionele Ontwikkeling (SEO; Došen, nog niet gepubliceerd) komt hier enigszins aan tegemoet, maar er zijn nog geen betrouwbaarheids- en validiteitsgegevens over bekend. De SEO onderscheidt in de ontwikkeling van kinderen van 0 tot 12 jaar vijf opeenvolgende fasen, alle met eigen, specifieke kenmerken. Op tien gebieden vindt een beoordeling plaats van het ontwikkelingsniveau waarop, c.q. de fase waarin de cliënt functioneert.
Vanwege het feit dat er vaak sprake is van een meervoudige diagnose (lichte verstandelijke handicap, leerstoornissen, persoonlijkheidsstoornissen, pervasieve ontwikkelingsstoornissen, parafilieën, alcohol- en/of drugsverslaving, stoornissen in de impulsbeheersing) hebben verstandelijk gehandicapte en zwakbegaafde mensen vaak een meer complexe constellatie van problemen. Differentiële diagnostiek is lastig en in het verlengde daarvan is het lang niet altijd eenvoudig om in de behandeling de juiste aanpak te vinden. Het is niet zozeer de ernst van elke afzonderlijke diagnose die de behandeling bemoeilijkt, maar veeleer de combinatie en interactie van de verschillende problemen, waardoor er als cumulatief effect ernstiger problemen op kunnen treden. Dit compliceert de behandeling.
De laatste jaren wordt voor het diagnosticeren en behandelen van zedendelinquenten gebruik gemaakt van verschillende typologieën, zoals die van Knight en Prentky (1990) en O'Brien en Bera (1986). Een probleem hierbij is dat deze typologieën niet gericht zijn op licht verstandelijk gehandicapte en zwakbegaafde plegers. In *Hoeve Boschoord* is onderzoek gestart naar de typologie die zich het meest leent voor onderzoek, diagnostiek en behandeling van deze doelgroep.
Op het gebied van de risicotaxatie is er nog geen onderzoek gedaan naar de toepasbaarheid van de gangbare risicotaxatie-instrumenten bij deze doelgroep (Johnston, 2002).

Achtergronden van seksueel deviant en seksueel agressief gedrag bij licht verstandelijk gehandicapte en zwakbegaafde mensen

Onderzoekers zijn het er in het algemeen over eens, dat de persoonlijkheidsontwikkeling van de mens het resultaat is van de inwerking van biologische, psychologische en sociale factoren. Bij het verrichten van psychodiagnostisch onderzoek is het daarom van belang het probleemgedrag vanuit een aantal verschillende invalshoeken te benaderen, zoals biologische/fysiologische aspecten (fysiologisch *arousal*niveau, invloed van alcohol, medicatie), neuropsychologische aspecten (mogelijkheden tot adaptatie, zelfsturing, ordening en planning), leertheoretische aspecten, psychodynamisch ontwikkelingsniveau (egostructuur, kwaliteit van objectrelaties), sociale en sociologische, en communicatieve aspecten (Le Grand, 1995; Verberne, 1990, 1994). Bij het onderzoek van licht verstandelijk gehandicapte en zwakbegaafde mensen is het van belang om extra aandacht te besteden aan de volgende aspecten:

- *Neuropsychologische factoren.* Op neuropsychologisch vlak worden bij zwakbegaafde en licht verstandelijk gehandicapte daders frequent problemen aangetroffen. Daar kunnen verschillende oorzaken aan ten grondslag liggen, zoals genetische factoren (diffuus onderfunctioneren van de cortex bijvoorbeeld) of een lichte of ernstiger vorm van hersenbeschadiging, bijvoorbeeld ten gevolge van een geboortetrauma. Hierdoor kunnen specifieke leer- en aanpassingsproblemen ontstaan, die een belangrijke rol in het gedrag en de psychische belevingswereld kunnen hebben. Op grond van deze afwijkingen en de hierdoor verstoorde interactie met de omgeving is de kans groter dat er gedrags- en psychische stoornissen ontstaan (Došen, 1993). Neurologisch en neuropsychologisch onderzoek heeft aangetoond dat de structuren in de hersenen die evolutionair het laatst ontwikkeld zijn, bij verstandelijk gehandicapten vaak niet zo stabiel en rijp worden als bij niet-verstandelijk gehandicapten. Het gevolg hiervan is dat de meeste verstandelijk gehandicapten problemen hebben met complexe ruimtelijke vaardigheden, symbolisch denken, abstract denken, planning en introspectie. Ook is er een verhoogde kans op een verminderd vermogen tot zelfregulatie, bijvoorbeeld tengevolge van een taalstoornis (verbale regulatie van het eigen gedrag).
- *Onrijpe seksualiteit.* In de seksuele ontwikkeling van de verstandelijk gehandicapte mens kan gemakkelijk een vertraging of een stagnatie optreden. Het gevolg kan zijn dat er een kloof ontstaat tussen de fysieke seksuele drift (inclusief de seksuele fantasieën) en het object waar deze zich op richt. Oftewel: er is sprake van seksuele opwinding en men weet hier geen raad mee. De seksuele opwinding wordt dan ongericht geuit in de vorm van bijvoorbeeld exhibitionisme, excessieve masturbatie, seksuele spelletjes met kinderen of frotteurisme.
- *Specifieke ontwikkelingsfactoren.* Verstandelijk gehandicapte en zwakbegaafde mensen zijn extra kwetsbaar in hun sociaal-emotionele ontwikkeling. Deze verloopt doorgaans langzamer dan die van niet-verstandelijk gehandicapten. Als gevolg hiervan kunnen de diverse ontwikkelingsfasen extra problemen met zich meebrengen. Wanneer de verstandelijk gehandicapte tussen 15 en 25 jaar oud is, kunnen factoren als het afsluiten van de kindertijd, het bereiken van de volwassenheid, een verlangen naar onafhankelijkheid, het bereiken

van een gevoel van seksuele identiteit (vaak gepaard gaand met veel twijfels hierover), existentiële twijfels en angsten, angst voor het veranderende lichaam, voor seksuele passie en fantasieën een bron van spanning vormen (Verberne, 1994). Dat is bij normaal begaafden in deze leeftijdsfase (ten dele) eveneens het geval; mensen met een lichte verstandelijke handicap hebben echter minder mogelijkheden om met deze conflicten en angsten om te gaan, en daardoor een relatief grotere kans op decompensatie en/of *acting-out*gedrag. Als gevolg van wisselwerking tussen de eigen beperkingen en inadequate reacties van de omgeving komen ze vaak al op zeer jonge leeftijd onder grote emotionele druk te staan. In de psychische problematiek en de gedragsstoornissen in latere fasen ziet men dan ook veel 'vroege' ontwikkelingsproblematiek, zoals symbiotische afhankelijkheid, separatieangst, angst voor verlies van autonomie en slecht ontwikkelde objectpermanentie. Seksueel deviant of seksueel agressief gedrag kan een van de mogelijke *acting-out*-manifestaties hiervan zijn.

- *Leeraspecten van het gedrag.* Leermechanismen spelen een rol in de ontwikkeling van gedrag, zowel in de vorm van klassieke en operante conditionering als van *modeling.* Seksueel deviant gedrag kan gezien worden als een geleidelijk aangeleerde gewoonte, die door bekrachtiging van afwijkend of ongewenst gedrag ontstaan is en in stand gehouden wordt. Gebrekkige (sociale) vaardigheden in contacten leggen en afspraakjes maken, maar ook een aangeleerde angst voor de andere sekse kunnen hierbij een rol spelen. Ook cognitieve factoren spelen een belangrijke rol bij het leren en het uitvoeren van bepaald gedrag. Ingesleten afwijkende seksuele voorkeuren representeren voor een belangrijk deel de manier waarop de betrokken persoon zijn wereld bekijkt, beoordeelt en waardeert. Uit onderzoek blijkt dat er een hoge samenhang bestaat tussen het intelligentieniveau en de neiging tot mythevorming (Murphy e.a., 1983), bijvoorbeeld met betrekking tot seksuele stereotypen en het accepteren van geweld tegen vrouwen.
- *Zelf slachtoffer zijn van seksueel misbruik.* Studies wijzen uit dat tussen 3 en 10% van de jongens in hun jeugd seksueel is misbruikt (Frenken, 2002). Bij de groep licht verstandelijk gehandicapte en zwakbegaafde mannen komt dit nog vaker voor, zoals blijkt uit een studie van Lindsay e.a. (2001), waaruit naar voren komt dat 38% van de zedendelinquenten met een verstandelijke handicap seksueel misbruikt was, vergeleken met 13% van een controlegroep van normaal begaafde zedendelinquenten.
- *Gebrek aan seksuele voorlichting.* Inadequate seksuele voorlichting kan leiden tot inadequaat seksueel gedrag. Hiaten in de kennis worden opgevuld met ideeën en fantasieën, die vaak ver van de realiteit afstaan.

Effecten van behandelprogramma's

Er zijn weinig studies verricht naar het effect van behandelprogramma's bij zwakbegaafde en verstandelijk gehandicapte plegers van seksuele delicten. De beoordeling van het succes van een behandelprogramma, in de vorm van het al dan niet optreden van recidive, wordt onder andere gecompliceerd door de verschillen in de ernst van het oorspronkelijke delict en de verschillen in de zorg voor de

Tabel 5-1 Onderzoeksresultaten van klinische en ambulante behandeling bij zwakbegaafde zedendelinquenten.

auteur(s)	*land*	*N*	*IQ (M)*	*type delict*	*behandeling*			*follow-up (jaren)*	*recidive (%)*
					duur in maanden	vorm	wijze		
Day (1997)	UK	47	60	divers	≥ 24	klinisch	groep	3-5	13
Haaven (1990)	VS	69	?	?		klinisch	groep	10	23
O'Connor (1996)	Aus	13	?	verkrachting en pedoseksuele delicten	7-24	comb.	ind.	?	23
Lindsay, Marshall & Neilson (1998)	UK	4	64-71	exhibitionisme	12-24	ambulant	groep	6-6.5	0
Lindsay, Olley, Baillie & Smith (1999)	UK	4	66-75	pedoseksuele delicten	12-24	ambulant	groep	3-4	0
Lindsay, Neilson & Morrison (1998)	UK	6	62-71	pedoseksuele delicten	12-36	ambulant	groep	≥ 4	0
Lindsay & Smith (1998)	UK	14	69	exhibitionisme en pedoseksuele delicten	12-24	ambulant	groep	2	14
Lindsay e.a. (2002)	UK	62	55 tot normaal begaafd (2)	divers	?	ambulant	?	1-4	91 4[b] 21[c]
Swanson & Garwick (1990)	VS	15	55-85	divers	14	ambulant	groep	?	40[d] 13[e]
Nolley, Muccigrosso & Zigman (1996)	VS	8	?	pedoseksuele delicten	24	ambulant	comb.	?	0

Noot: ? = gegevens ontbreken; comb. = gecombineerde therapie (klinisch + ambulant); ind. = individuele therapie

[a] gemiddelde of range

[b] vermoedens van delictgedrag

[c] na 4 jaar

[d] alle ontdekte recidives

[e] nieuwe arrestatie

cliënt na de behandeling. Zo zijn de succesratio's na behandeling van probleemgedrag in een zwakzinnigeninstituut (zoals onzedelijk aanraken of exhiberen) van een andere orde dan die na behandeling van een (poging tot) verkrachting op de openbare weg. Ook is er verschil tussen het niet-recidiveren binnen een gesloten woonsetting en het niet-recidiveren bij het zelfstandig wonen in de maatschappij. In de onderzochte studies zijn deze factoren niet altijd goed te onderscheiden. Hieronder worden uitsluitend programma's waarnaar cijfermatig onderzoek is verricht beschreven (tabel 5-1).
De meeste vóór 1986 gepubliceerde studies met betrekking tot behandelprogramma's voor verstandelijk gehandicapte zedendelinquenten waren zogenaamde $N =$ 1-studies. De interventies waren vooral gericht op de consequenties van het gedrag, zoals aversieve imaginatie, differentiële beloning van gewenst gedrag, straf, *time-out* en overcorrectie. Inmiddels bestaat ook bij zwakbegaafde en licht verstandelijk gehandicapte daders steeds meer aandacht voor programma's met meerdere componenten, waarvan het delictscenario en terugvalpreventie deel uitmaken. Sommige auteurs gaan ervan uit dat verstandelijk gehandicapte en zwakbegaafde mensen, vanuit therapeutisch oogpunt bezien, op dezelfde manier benaderd moeten worden als normaal begaafden, zij het meer gestructureerd en directiever (Van Daele, 2001; O'Connor, 1996). De strakkere structuur houdt onder andere in dat de gesprekken door steeds dezelfde therapeut worden geleid, op een vaste plaats en een vast tijdstip worden gehouden, met steeds dezelfde opbouw van de groepsbijeenkomst.

Klinische behandeling

Day (1993, 1997) geeft een uitvoerige beschrijving van de wenselijke onderdelen van een klinisch behandelprogramma voor licht verstandelijk gehandicapte plegers van seksueel misbruik. Dit zijn in de eerste plaats algemene onderdelen, zoals counseling, sociale-vaardigheidstraining, algemene dagelijkse levensverrichtingen (ADL), ontspanningsoefeningen, woedebeheersing en ondersteuning van de familie. Het programma wordt aangevuld met een aantal specifieke onderdelen, zoals seksuele voorlichting, seksuele-vaardigheidstraining, het leren omgaan met seksuele behoeften en – zo nodig – libidoremmende medicatie. Ten slotte een terugvalpreventietraining, rehabilitatie en nazorg. De verschillende onderdelen hoeven niet door iedere cliënt te worden gevolgd. De belangrijkste variabelen voor een goed resultaat zijn, volgens Day (1997): *1* meer dan twee jaar klinische behandeling, *2* goede afronding van het behandelprogramma en *3* goede nazorg.
Haaven (1990) beschrijft een vergelijkbaar klinisch programma, dat grotendeels groepsgewijs is opgezet. Een trouwe deelname is hier het alternatief voor langdurige gevangenisstraf. Hij concludeerde onder andere dat het aanleren van empathie voor het slachtoffer weinig succesvol is. Ook wijst hij op het belang van begeleiding van deze cliënten bij de overgang naar de maatschappij en het betrekken van het sociale netwerk bij de behandeling door middel van netwerkbijeenkomsten (zie ook O'Connor, 1996).
In de studie van O'Connor (1996), uitgevoerd in Australië, zouden de cliënten het meest hebben geprofiteerd van cognitieve herstructurering, 'consequentie-training', coverte sensitisatie (waarbij een aversief beeld wordt gekoppeld aan een deviante prikkel) en terugvalpreventietraining. Een opvallend gegeven was dat

alle cliënten ten tijde van het delict al goed waren voorgelicht op seksueel gebied en dat ze wisten dat wat ze deden verkeerd was. De auteur doet de aanbeveling de afwijkende opwinding aan te pakken door de cliënt te leren omgaan met de prikkels tot ongewenst seksueel gedrag (bijvoorbeeld door vermijding: niet op woensdagmiddag naar een zwembad gaan). Zij wijst eveneens op de noodzaak tot het onderhouden van de aangeleerde vaardigheden na ontslag om recidive te voorkomen.

Ambulante behandeling

Lindsay e.a. (2002) beschrijven een deels ambulante behandeling van 62 daders van seksueel delictgedrag in een behandelkliniek met 10 opnamebedden en 20 plaatsen voor dagbehandeling. Van deze cliënten was 25% zwakbegaafd; twee cliënten waren normaal begaafd. Het programma bestond uit: groepsbehandeling voor seksuele problematiek, seksuele educatie, leren hanteren van woede, angst en alcohol, ADL-vaardighedentraining en training in 'leren leven in de samenleving'. Daarnaast werd psychologische behandeling gegeven ten aanzien van individuele onderwerpen zoals middelenmisbruik en werd medicatie ingezet voor eventuele psychiatrische ziektebeelden. Dit alles gestoeld op een cognitief-gedragstherapeutisch model. Daarnaast werd aandacht besteed aan onderwijs en beroepsvaardigheden.
Lindsay en collega's beschreven in een drietal kleine studies (1998a, 1998b, 1999) een ambulante cognitieve therapie voor adolescente en volwassen licht verstandelijk gehandicapte en zwakbegaafde daders. Ook empathietraining en sociale-vaardigheidstraining maakten daar deel van uit. De duur van de behandeling was één tot drie jaar. Uit de studie naar ambulante behandeling (Lindsay e.a., 1998b), waarin de nadruk lag op vermindering van ontkenning door de daders en op empathietraining, bleek dat de groep plegers die één jaar het programma volgde in alle opzichten slechter presteerde dan de groep die het programma twee jaar lang had gevolgd. De veranderingen in cognities traden heel geleidelijk op. De auteur merkte op dat aparte behandelgroepen voor daders met meisjes, respectievelijk jongetjes, als slachtoffer betere resultaten opleverde.
Swanson en Garwick (1990) beschreven een ambulant programma dat bestond uit wekelijkse groepszittingen, waarbij het behalen van bepaalde concrete doelen als therapiesucces werd aangemerkt. Doelen waren bijvoorbeeld: het aantal keren dat een cliënt met zijn vriendin was uitgegaan, of een afspraak met een meisje had, of het hebben van een wenselijke masturbatiefantasie. De gemiddelde duur van de behandeling was veertien maanden en het succes werd gemeten aan de hand van het behalen van de individuele doelen. De doelen werden amper of niet gehaald; 40% van de cliënten recidiveerde (NB: de inhoudelijke analyse zouden de auteurs later uitvoeren en publiceren, waardoor hier geen verklaring voor is). Hierbij moet worden aangetekend dat het ook ging om lichtere vergrijpen zoals obscene telefoontjes en dergelijke. Slechts 13% werd weer gerarresteerd.
Nolley, Muccigrosso, en Zigman (1996) beschreven een programma dat bestaat uit individuele therapie en seksuele opvoeding en een in groepsverband aangeboden sociale-vaardigheids- en assertiviteitstraining. Er werd nauw samengewerkt met de werkplek van de cliënten. Deze opzet duurde een jaar en werd daarna weer voor een jaar herhaald. Voordien verbleven alle cliënten in een soort gezinsvervangend tehuis. Nadien woonden twee cliënten thuis. De overige cliën-

ten hadden minder toezicht nodig. Aan het eind van de therapie werd op een aantal punten geëvalueerd. Daarbij bleek dat cliënten met een lager IQ het geleerde minder goed konden vasthouden. Ook Nolley e.a. (1996) stelden dat veel herhaling nodig is, hetgeen veel tijd kost. De behandeling moet ten minste twee à twee en een half jaar duren. In Nederland loopt al enige tijd een ambulant behandelprogramma voor zwakbegaafde zedendelinquenten (IQ 70-90) bij *De Waag* (centrum voor ambulante forensische psychiatrie). Dit bestaat uit een onderzoeksfase, waarin tevens basale sociale vaardigheden worden getraind en de delictketen wordt uitgewerkt. Daarna volgt een fase waarin het leren omgaan met agressie en stress aan bod komt. Tevens is er aandacht voor seksuele voorlichting en praten over seksualiteit. Ten slotte worden, in de eindfase, de verschillende onderdelen herhaald en geëvalueerd. Daarna komen de cliënten (idealiter) gedurende een aantal jaren eenmaal per maand terug om de kennis op te frissen en de geleerde vaardigheden te onderhouden. Er zijn nog geen recidivegegevens beschikbaar (Prevoo, 1999).

Behandeling in Hoeve Boschoord

Hoeve Boschoord is een bovenregionaal onderzoek-, expertise- en behandelcentrum, gespecialiseerd in diagnostiek en behandeling van sterk gedragsgestoorde, licht verstandelijk gehandicapte en zwakbegaafde mensen van 16 jaar en ouder met risicovol gedrag. In *Hoeve Boschoord* kunnen (peildatum 1 september 2004) 150 cliënten worden opgenomen; er zijn 82 plaatsen beschikbaar voor cliënten met een TBS-maatregel of Plaatsing in een Inrichting voor Jeugdigen (PIJ). Daarnaast worden nog 10 TBS-patiënten onder verantwoordelijkheid van *Hoeve Boschoord* begeleid in zogenaamde 'inkoopbedden' in andere instellingen, om de overgang vanuit de TBS naar begeleiding door onder andere de verstandelijk gehandicaptenzorg te vergemakkelijken.

Na uitgebreide observatie en diagnostiek komen vier gespecialiseerde behandelprogramma's in aanmerking: *1* agressieproblematiek, *2* seksueel misbruik, *3* verslavingsproblematiek, en *4* autismespectrumstoornissen (ASS-problematiek). Welke 'route' gevolgd gaat worden, is afhankelijk van het als primair gediagnosticeerde gebied van disfunctioneren. Binnen de hierop afgestemde route vindt vervolgens differentiatie plaats op grond van de cognitieve en sociaal-emotionele mogelijkheden. Afhankelijk hiervan wordt gekozen voor een behandeling die zich overwegend richt op het ontwikkelen van zelfcontrole, of een behandeling waarin het accent ligt op het bieden van externe controle. Centraal uitgangspunt bij de vormgeving van alle behandelprogramma's is dat er een integrale samenhang is tussen de verschillende behandelonderdelen. Het therapeutisch milieu (wonen, werken en vrije tijd) vormt hierbij de basis voor de behandeling. Trainingen en therapieën worden in directe samenhang met het therapeutisch milieu aangeboden. Zeker bij licht verstandelijk gehandicapten en zwakbegaafden is dit erg belangrijk, teneinde de integratie en de generalisatie van het geleerde te bevorderen. Het sociale-competentiemodel (Slot & Spanjaard, 2001; zie ook hoofdstuk 6 in dit boek) wordt hierbij als basis gehanteerd.

De Olijfwilg: behandelafdeling voor seksueel delinquenten

De Olijfwilg biedt plaats aan acht cliënten. De behandelmethodiek richt zich op het ontwikkelen van zelfcontrole bij cliënten die hier potentieel de mogelijkheden voor hebben. Tussen eind 1998 en 2001 waren in *De Olijfwilg* 23 cliënten met seksuele problematiek opgenomen, die actief deelnamen aan het behandelprogramma. Het duurde geruime tijd eer het volledige programma van *De Olijfwilg* was ingevoerd en er uitsluitend cliënten met seksuele problematiek geplaatst waren. Af en toe werden cliënten geplaatst die alleen voor een crisissituatie kortdurend waren opgenomen en niet deelnamen aan het programma.
Vijftien cliënten hadden op het moment van onderzoek het behandelprogramma volledig gevolgd. Vijf van hen waren veroordeeld wegens onzedelijke handelingen; één geval betrof een aanranding; twee cliënten waren veroordeeld wegens poging tot verkrachting, terwijl zeven cliënten veroordeeld waren wegens verkrachting van een volwassene of minderjarige. Acht cliënten hebben het programma slechts gedeeltelijk gevolgd: één cliënt werd al snel overgeplaatst naar een intramurale woonvoorziening en viel af; twee cliënten namen niet deel vanwege onbeïnvloedbare ontkenning van de seksuele delicten of verzet tegen de behandeling; drie cliënten bleken niet te kunnen deelnemen aan enig programma vanwege gebrekkige dagelijkse vaardigheden zoals op tijd opstaan, en twee cliënten waren dermate gepreoccupeerd met seksualiteit dat het praten erover de problematiek steeds weer aanwakkerde en crises veroorzaakte.

Tabel 5-2 Onderzoeksgroep De Olijfwilg (N = 23).

achtergrondkenmerken	*M*	*bereik*	*n*	*%*
leeftijd	36,6	24-68		
IQ totaal	80,4	66-98		
IQ verbaal	75,5	57-99		
IQ performaal	91,5	66-114		
wonend in maatschappij zonder toezicht t.t.v. delict			11	56
samenwonend met partner t.t.v. delict			2	8,7
ziekenhuisopname voor 4^{e} levensjaar			7	30,4
tehuisverleden voor (12) 16 jaar			(4) 12	(17,4) 52
toeschouwer of slachtoffer geweld in opvoeding			8	34,8
seksueel misbruikt in jeugd			7	30,4
gedragsproblematiek in jeugd			10	43,5
incidenteel/frequent problemen met drank			12	52,2
incidenteel/frequent problemen met softdrugsgebruik			7	30,4
incidenteel/frequent problemen met harddrugs			1	4,3
incidenteel/frequent problemen met gokken			7	30,7
persoonlijkheidsstoornis cluster B			5	21,7
psychotische stoornis			1	4,3
eerder in contact met hulpverlening voor opname			17	73,9
eerder veroordeeld			9	39,1

Vervolg tabel 5-2

achtergrondkenmerken	*M*	*bereik*	*n*	%
delictkenmerken				
verkrachting			9	39,1
poging tot verkrachting			3	13,0
aanranding			2	8,7
onzedelijke handelingen			9	39,1
leeftijd slachtoffers				
beneden 12 jaar			13	56,5
beneden 16 jaar			2	8,7
volwassenen			8	34,8

Noot: de laatste jaren biedt het Ministerie van Justitie *Hoeve Boschoord* uitsluitend cliënten met een totaal IQ < 80 aan. Enkele jaren geleden lag het intellectuele niveau hoger; de in de tabel genoemde cijfers zijn daarvan nog een afspiegeling. In 56,5% van de gevallen (n = 13) was er sprake van een vrouwelijk slachtoffer; in 10 gevallen was er sprake van een mannelijk slachtoffer en in de resterende 10 gevallen was er sprake van zowel mannelijke als vrouwelijke slachtoffers.

Het behandelprogramma

Het merendeel van de cliënten had geen gewoon lager onderwijs gevolgd, maar een school voor moeilijk lerende kinderen (MLK) of zeer moeilijk lerende kinderen (ZMLK) bezocht. De behandelmethodiek werd dan ook zodanig vormgegeven dat deze begrijpelijk en toegankelijk is voor deze doelgroep. Dit betekent in de praktijk:

- eenvoudige taal gebruiken;
- veel uitleggen en navragen of de uitleg begrepen is;
- niet te veel informatie tegelijk aanbieden;
- veel en vaak herhalen en het liefst op verschillende manieren en in wisselende contexten, om degeneralisatie te bevorderen;
- veel gebruik maken van concreet materiaal en veel visualiseren (bijvoorbeeld door middel van plaatjes, posters, video en rollenspelen);
- niet te snel willen gaan en niet te snel resultaten willen behalen.

Bij de behandeling wordt gebruik gemaakt van het terugvalpreventiemodel, een cognitief-gedragstherapeutisch behandelmodel, dat oorspronkelijk afkomstig is uit de verslavingszorg (Marlatt & Gordon, 1985). Er wordt uitgegaan van de veronderstelling dat het leren nemen van eigen verantwoordelijkheid en het ontwikkelen van zelfcontrole bij deze groep cliënten mogelijk is, al was het maar in de vorm van het herkennen van risicovolle signalen en het op tijd om hulp vragen ter ondersteuning van die controle. De cliënten leren zich bewust te worden van de keten van beslissingen die voorafgaat aan het delict. Met deze delictketen als uitgangspunt wordt geanalyseerd op welke gebieden sprake is van zwakke plekken, waardoor iemand risico loopt. Dit kan bijvoorbeeld gaan om een tekort aan sociale vaardigheden, denkfouten, een grote mate van beïnvloedbaar-

heid en alcohol-/drugsmisbruik. Vervolgens wordt een behandelprogramma samengesteld waarin veel aandacht besteed wordt aan het vergroten van de competentie op de zwakke gebieden.
De cliënten nemen verplicht deel aan een aantal behandelmodules (figuur 5-1):

1 delictscenario, waarin de negen delictstappen (Ward, Loudon, Hudson & Marshall, 1995) in kaart worden gebracht;
2 sociale-vaardigheidstraining (Goldstein, 1973, 1981; Van der Zee, Van der Molen & Van der Beek, 1989);
3 seksuele voorlichting en opvoeding, waarin naast de anatomische en technische aspecten veel aandacht wordt besteed aan de sociaal-emotionele aspecten, normen en waarden;
4 groepsgesprek, met nadruk op aspecten van het samenleven: het leren overleggen, onderhandelen, voor jezelf opkomen, elkaar uit laten praten en het naar elkaar luisteren;
5 psychomotorische therapie;
6 creatieve therapie/drama;
7 praktische vaardigheden (bijvoorbeeld repareren van een stekker, wassen, strijken, koken);
8 groepssport.

De modules vinden alle plaats in de groep, die uitsluitend bestaat uit cliënten van *De Olijfwilg*. Om de generalisatie te bevorderen zijn de thema's die in de diverse modules aan de orde komen zo veel mogelijk op elkaar afgestemd. Zo staat bijvoorbeeld 'grensoverschrijdend gedrag' gedurende een aantal weken centraal in de sociale-vaardigheidstraining, in de seksuele voorlichting en opvoeding, in de psychomotorische therapie, in de delictscenariogroep en in de sociotherapie.
De verbinding met de sociotherapie wordt gerealiseerd door sociotherapeuten in

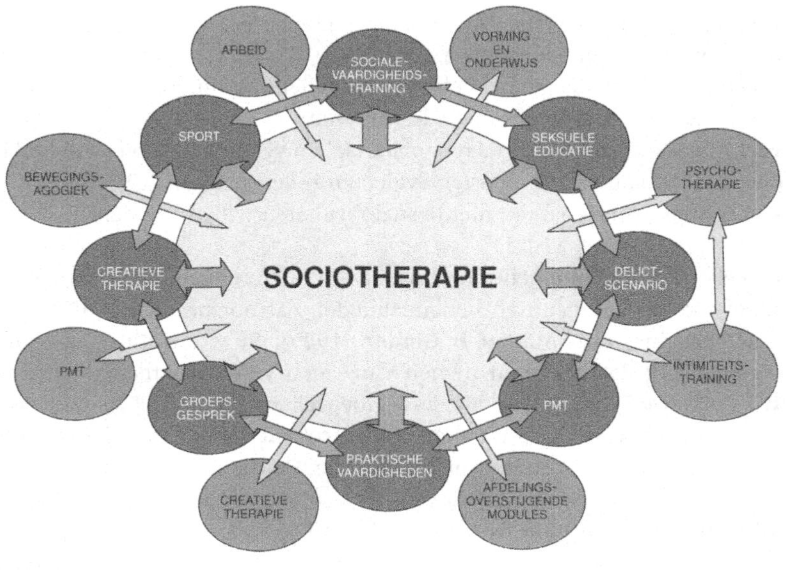

Figuur 5-1 Behandelonderdelen van De Olijfwilg.

te zetten als trainer en als (co-)therapeut. Hierdoor zijn zij op de hoogte van de delictketens, de probleemgebieden, de delictgerelateerde gedragspatronen, de huiswerkopdrachten en de relevante ontwikkelingen van de cliënt. De sociotherapie wordt daarmee een oefen- en leersituatie, waarin momenten die zich daarvoor lenen aangegrepen kunnen worden. De kracht van de herhaling, liefst in zo veel mogelijk verschillende contexten, is voor deze groep cliënten van groot belang.

Voor veel cliënten geldt dat hun leven ten tijde van het delict er rommelig en ongestructureerd uitzag: geen werk, verveling, slechte familiecontacten, verkeerde vrienden, alcohol- of drugsmisbruik, enzovoort. Het therapeutisch milieu kenmerkt zich dan ook door een klimaat waarin de cliënten zich welkom en thuis voelen, waarin gezelligheid en warmte heerst. Er wordt ritme en regelmaat in de dag(besteding) aangebracht. Behalve voor het volgen van de diverse modules is er gelegenheid om een vak te leren, onderwijs te volgen en vrijetijdsbesteding te ontwikkelen. Ook is er (op specifieke individuele indicatie) de mogelijkheid om afdelingsoverstijgende behandelmodules te volgen, zoals een sociaal-cognitievevaardigheidstraining, een weerbaarheidstraining voor slachtoffers van seksueel misbruik, omgaan met agressie en omgaan met verslaving. In een enkel geval wordt, in nauwe samenwerking met een extern therapeut(e), gebruik gemaakt van de 'intimiteit-training'. Dit is een seksuele oefentherapie in vivo, waarin ervaring kan worden opgedaan met lichamelijkheid, intimiteit en seksualiteit (Van den Berg-Lotz, Le Grand, Kriek & Verhagen, 2002). Indien nodig wordt gebruik gemaakt van (libidoremmende) medicatie.

Nadat de cliënten het bovenbeschreven programma op *De Olijfwilg* hebben doorlopen, gaan zij naar een vervolgafdeling. Hier ligt het accent van de behandeling op terugvalpreventie. De afdeling is minder gesloten, de cliënten hebben meer bewegingsvrijheid en meer verantwoordelijkheid. Wanneer deze fase met goed gevolg is doorlopen, volgt overplaatsing naar een afdeling die in een opener verbinding met de maatschappij staat (de resocialisatie-afdeling). Ook hier vindt oefening met terugvalpreventie plaats, onder meer in de vorm van wekelijkse bijeenkomsten waar de cliënten moeilijke en/of risicovolle situaties inbrengen en met elkaar bespreken. De laatste stap is die van de uitplaatsing. Doorgaans is dat naar een vorm van begeleid wonen, waarbij de begeleidingsintensiteit afhankelijk is van het ingeschatte recidiverisico en van de mogelijkheden en het functioneren van de cliënt in kwestie.

Ervaringen met het behandelprogramma

Enkele jaren ervaring in *Hoeve Boschoord* met behandeling van licht verstandelijk gehandicapte en zwakbegaafde plegers van seksueel misbruik heeft aangetoond dat een aparte afdeling voor plegers van seksueel misbruik op een aantal punten meerwaarde heeft. In de eerste plaats is dat het bestrijden van vermijdingsgedrag. Het moment waarop het delict met naam en toenaam in de groep wordt genoemd betekent vaak een doorbraak in de behandeling. Dan kunnen er geen omtrekkende bewegingen meer gemaakt worden, maar kan er doelgericht en expliciet worden gewerkt. Het feit dat plegers van seksueel misbruik van kinderen op dezelfde afdeling behandeld worden als plegers van misbruik van volwassenen heeft – naar onze ervaring – geen nadelige invloed, noch op het behandelverloop, noch op de interacties tussen de cliënten onderling. Stigmatisering of veroordeling van elkaar doet zich niet of nauwelijks voor en als het aan de orde is kan het gemakkelijk gecorrigeerd worden door te wijzen op de gemeenschappelijke elementen in de delictketens. Bij het analyseren en bespreken van de verschillende individuele delictketens vinden de cliënten doorgaans veel herkenning bij elkaar, zoals gevoelens van onvermogen, eenzaamheid en minderwaardigheid, overmatig alcoholgebruik en beïnvloedbaarheid. Deze gemeenschappelijke analyse bevordert eerder saamhorigheid dan veroordeling van elkaar.

In de tweede plaats is de onderlinge afstemming van alle verschillende behandelonderdelen gemakkelijker in één aparte afdeling te realiseren dan wanneer cliënten over verschillende afdelingen verspreid zijn. Hierdoor worden de cliënten beter in staat gesteld het geleerde te integreren. We hebben de indruk dat de behandeling van cliënten bij wie het seksuele misbruik van kinderen voortkwam uit een gebrek aan competentie (bijvoorbeeld om contact met leeftijdgenoten te maken) betere resultaten oplevert dan bij cliënten die een uitgesproken (en soms obsessieve) seksuele gerichtheid op en belangstelling voor kinderen vertonen. Bij de eerste categorie wordt in de behandeling veel aandacht besteed aan het vergroten van hun competentie op een aantal relevante gebieden, zodat zij minder kwetsbaar worden. Vaak nemen gaandeweg de behandeling dan ook gevoelens van eigenwaarde en van *self-efficacy* toe. Bij de tweede categorie blijft externe controle, al dan niet in combinatie met medicatie, aangewezen. Dit geldt overigens eveneens voor plegers van misbruik van volwassenen. Wanneer het misbruik voortkwam uit incompetentie en insufficiëntie (angst voor contact, gebrek aan sociale vaardigheden, angst voor intimiteit) heeft een behandeling grotere kans van slagen dan bij cliënten met een uitgesproken psychopathische of antisociale persoonlijkheid.

Voorlopige resultaten

In totaal verbleven er tot eind 2001 23 cliënten voor gemiddeld twee jaar (bereik 10-49 maanden) in *De Olijfwilg*. Voor sommige cliënten was dit langer dan noodzakelijk ten gevolge van problemen bij doorplaatsing.

De behandeling in *Hoeve Boschoord* volgt een fasesysteem. Tot en met ontslag doorlopen cliënten idealiter vier opeenvolgende fasen, waarvan de laatste de resocialisatiefase is. In de praktijk blijken cliënten nogal eens een (korte) terugval te vertonen, waardoor zij eventueel een of meer fasen teruggeplaatst worden, of tijdelijk voor een crisis op een afdeling voor een eerdere fase worden geplaatst. De resultaten van de cliënten (N = 15) die het gehele programma in *De Olijfwilg* volgden (al dan niet met de later gestarte terugvalpreventiegroep) staan vermeld in tabel 5-3. Zij waren op het moment van evaluatie gemiddeld 44 maanden geleden vertrokken van *De Olijfwilg*. Hiervan waren zeven cliënten met ontslag (M = 40 maanden; bereik 10-98 maanden). Op één client na was er nog sprake van sporadisch of intensief contact na vertrek uit *Hoeve Boschoord*. De ene cliënt met wie geen contact meer was, bleek tien maanden na ontslag te zijn gerecidiveerd en had een nieuwe TBS. Het proefverlof van een andere cliënt werd ingetrokken vanwege het schenden van de voorwaarden.

Tabel 5-4 bevat de resultaten van de cliënten die *niet* het volledige programma doorliepen. Zij waren gemiddeld 67 maanden geleden vertrokken. Vier cliënten waren met ontslag (M = 44 maanden; bereik 17-89 maanden).

Tabel 5-3 Resultaten van de cliënten die het gehele Olijfwilg-programma volgden (N = 15).

	N	%
Geen sprake van recidive. Na De Olijfwilg geen terugval (behalve eventueel een korte crisis) en regulier doorgeplaatst (intern) of uitgeplaatst, veelal naar (begeleid) zelfstandig wonen in de maatschappij of in een GVT of RIBW	9	60
Langduriger behandeltraject (traag): nog in behandeling	1	7
Terugplaatsing (intern of extern) na terugval c.q. bijna-recidive (exhibitioneren, drankgebruik en éénmaal aangifte van hinderlijk volgen)	4	26
Recidive en nieuwe TBS-veroordeling (10 maanden na ontslag)	1	7

Noot: GVT = Gezinsvervangend tehuis; RIBW = Regionale Instelling Beschermd Wonen.

Tabel 5-4 Resultaten van de cliënten die niet het gehele Olijfwilg-programma volgden (N = 8).

	N	%
Geen sprake van recidive. Na de *Olijfwilg* geen terugval (behalve eventueel een korte crisis) en regulier doorgeplaatst (intern) of uitgeplaatst, veelal naar (begeleid) zelfstandig wonen in de maatschappij of in een GVT of RIBW	3	37
Langduriger behandeltraject	2	25
Uitplaatsing in woonsetting met veel externe controle (instituut) wegens gebrek aan interne controle	2	25
Andere TBS-kliniek wegens crises en verzet	1	13

Noot: GVT = Gezinsvervangendtehuis; RIBW = Regionale Instelling Beschermd Wonen.

Degenen die de behandeling afrondden hadden een gemiddeld IQ van 81; het gemiddelde IQ van de *drop-outs* was 79. Opvallend daarbij was de hogere gemiddelde score van 98 op het *performale* gedeelte van de WAIS bij degenen die de behandeling hadden afgerond, ten opzichte van de *drop-outs*, die een gemiddelde score van 88 op het *performale* gedeelte van de WAIS hadden. Hier is geen voor de hand liggende verklaring voor.

Slotbeschouwing en aanbevelingen

Begrippen als 'zwakbegaafd', 'verstandelijk gehandicapt', 'licht verstandelijk gehandicapt' en 'zwakzinnig' worden nogal eens door elkaar en onzorgvuldig gebruikt. Dit leidt tot onheldere communicatie en kennisuitwisseling. Eenduidige definities zijn wenselijk. De termen 'zwakbegaafdheid' (IQ tussen 71-84) en 'lichte verstandelijke handicap' (IQ tussen 50-70) zijn duidelijk en leiden niet tot stigmatisering van de doelgroep (in tegenstelling tot de term 'zwakzinnig' bijvoorbeeld) en hebben daarom onze voorkeur.
Hoewel nog niet duidelijk is of onder de doelgroep meer criminaliteit en met name meer zedendelicten voorkomen, is wel duidelijk dat de doelgroep in Nederland in specifieke populaties (zoals in de TBS-sector) vaker aanwezig is als zedendelinquent. Mogelijk is de 'pakkans' groter bij deze doelgroep. Toekomstig on-

derzoek zal hier duidelijkheid in moeten brengen; daarbij moet onderscheid worden gemaakt tussen de beide groepen (zwakbegaafd en lichte verstandelijke handicap).

Er zijn weinig gevalideerde psychologische meetinstrumenten beschikbaar voor deze doelgroep. Meer sensitieve en specifieke meetinstrumenten of observaties zijn nodig om vooruitgang te meten op relevante variabelen. Normering voor de doelgroep verdient aparte aandacht. Het verdient aanbeveling dat instellingen die met deze doelgroep werken de krachten bundelen en hier prioriteit aan geven. Ook wat betreft de ontwikkeling van behandelprogramma's is samenwerking sterk aan te bevelen. In dit kader werkt *Hoeve Boschoord* samen met vier andere behandelklinieken voor sterk gedragsgestoorde licht verstandelijk gehandicapte mensen (SGLVG), te weten: De Wendel te Venray, De Bruggen te Zwammerdam, Wier (Altrecht) te Den Dolder en De Hanzeborg te Eefde. Deze vijf klinieken hebben hun krachten gebundeld in het kader van De Borg, een landelijk kennis-, advies- en informatiecentrum voor mensen met een verstandelijke beperking.

In de literatuur is nog maar weinig empirische onderbouwing te vinden voor de effectiviteit van behandelprogramma's voor licht verstandelijk gehandicapte en zwakbegaafde daders van ernstig seksueel grensoverschrijdend gedrag. Daarbij komt dat de onderzochte groepen verschillen in intelligentie, psychopathologie en aard en ernst van het probleemgedrag. Er is enige onderbouwing voor een succesvolle toepassing van cognitief-gedragstherapeutische programma's. Uit de eerste ervaringen met het programma in *De Olijfwilg* bleek dat een voorwaarde voor een succesvolle behandelrespons is dat cliënten niet worden gehinderd door complexe psychische stoornissen en psychosociale tekorten, sterk gepreoccupeerd blijven met hun delict of hun delict blijven ontkennen. Bovendien is het van belang dat de behandeling langere tijd voortduurt. Dit laatste komt overeen met aanbevelingen in de literatuur.

Over het algemeen was de kennis over seksualiteit van de cliënten bij opname in *De Olijfwilg* redelijk te noemen. Ook was men over het algemeen al redelijk op de hoogte van sociaal wenselijke attitudes ten aanzien van sociale omgang en seksualiteit.

Van de vijftien cliënten die het gehele behandelprogramma gevolgd hebben, zijn vier cliënten teruggevallen (exhibitioneren, drankgebruik en hinderlijk volgen) en is één cliënt gerecidiveerd (met een gewelddadig seksueel delict). Gelet op de bevindingen uit de literatuur lijken deze resultaten hoopvol, maar het totale aantal cliënten is te beperkt om definitieve conclusies te trekken.

Het onderscheid dat binnen behandelprogramma's in toenemende mate gemaakt wordt tussen typen daders, met name de groep daders van pedoseksuele delicten versus de groep (antisociale) verkrachters, zal moeten leiden tot bezinning over specialisaties binnen de behandeling van zwakbegaafde en licht verstandelijk gehandicapte daders. Hiervoor is onderzoek naar typologieën van deze daders noodzakelijk.

Daarnaast is het van belang onderscheid te maken tussen zwakbegaafde en (licht) verstandelijk gehandicapte daders, tussen daders die onder toezicht leven en daders die (gaan) wonen in de vrije maatschappij, en tussen hinderlijk seksueel grensoverschrijdend gedrag en (strafbaar) delictgedrag. Overigens moet wel rekening worden gehouden met het feit dat hinderlijk gedrag kan – en vaak zal –

evolueren naar delictgedrag. Vroege interventies zijn dan ook dringend noodzakelijk, ook bij verstandelijk gehandicapten.
Inherent aan terugvalpreventietraining is het tot op zekere hoogte nemen van risico's. Een daarbij steeds terugkerend dilemma is, dat enerzijds voldoende vrijheid noodzakelijk is om al experimenterend zicht te krijgen op de eigen (on)mogelijkheden en te kunnen leren van terugval, terwijl anderzijds het experimenteren op een voor de maatschappij zo veilig mogelijke manier moet gebeuren. In het voorgaande werd een aantal malen gewezen op het belang van generalisatie van net aangeleerde vaardigheden. Dat geldt niet alleen tijdens de periode van intramurale behandeling maar ook daarna. Een adequate en intensieve nazorg, waarin het geleerde voortdurend wordt herhaald en geïntegreerd in de nieuwe woon- en werksetting, lijkt essentieel om terugval te voorkomen. Een goede overdracht naar de vervolgsetting is dan ook van groot belang. Daarbij zal vooral aandacht besteed moeten worden aan informatieverstrekking over het terugvalpreventiemodel, de individuele delictketen, de risicofactoren en de relevante signalen waarop gelet dient te worden. Voor veel cliënten zal specifiek toezicht (actief of meer op de achtergrond) noodzakelijk blijven. De zorg voor verstandelijk gehandicapte mensen lijkt hier niet altijd voldoende voor toegerust.
Gedurende de laatste tien jaar is er sprake van een toenemende integratie en normalisatie van mensen met een verstandelijke handicap in de samenleving. Ze worden gestimuleerd zo veel mogelijk als 'gewone' burgers in de samenleving te participeren, hun eigen keuzes te maken en beslissingen te nemen. Er zijn echter cliënten die voor een belangrijk deel aangewezen blijven op de steun en structuur vanuit hun omgeving. Met het verlies aan bescherming en toezicht neemt de kans tot het maken van de verkeerde keuzes toe, met als gevolg een toename van problematisch en risicovol (seksueel) gedrag.

Literatuur

American Psychiatric Association (APA) (1994). *Diagnostic and statistical manual of mental disorders* (4th ed.). Washington, DC: APA.

Balogh, R., Bretherton, K., Whibley, S., Berney, T., Graham, S., Richold, P., Worsley, C., & Firth, H. (2001). Sexual abuse in children and adolescents with intellectual disability. *Journal of Intellectual Disability Research, 45*, 194-201.

Barbaree, H.E., & Marshall, W.L. (1998). Treatment of the sexual offender. In R.M. Wettstein (Ed.), *Treatment of offenders with mental disorders* (p. 265-328). New York: Guilford.

Berg-Lotz, Y. van den, Grand, A.L. le, Kriek, C., & Verhagen, T. (2002). Intimacy training in a forensic psychiatric setting: An experiment. *International Journal of Offender Therapy and Comparitive Criminology, 46*, 249-266.

Boer, D.P., Hart, S.D., Kropp, P.R., & Webster, C.D. (1997). *Manual for the Sexual Violence Risk-20. Professional guidelines for assessing risk of sexual violence.* Vancouver, Canada: Institute against Family Violence.

Brown, H., & Stein, J. (1997). Sexual abuse perpetrated by men with intellectual disabilities. *Journal of Intellectual Disability Research, 40*, 241-251.

Bruinsma, F. (1996). Behandeling van verstandelijk zwakbegaafde zedendelinquenten. *Tijdschrift voor Orthopedagogiek, 35*, 4-17.

Coleman, E., & Haaven, J. (1998). Adult intellectual disabled sexual offenders: Program considerations. In W.L. Marshall, Y.M. Fernandez, S.M. Hudson, & T. Ward (Eds.), *Sourcebook of treatment programs for sexual offenders* (p. 273-285). New York: Plenum.

Cooper, A.J. (1995). Review of the role of two antilibinal drugs in the treatment of sex offenders with mental retardation. *Mental Retardation, 33*, 42-48.

Daalder, A., & Essers, A. (2003). Seksuele delicten in Nederland. *Tijdschrift voor Criminologie, 45*, 354-368.
Daele, E. van (2000). Psychotherapie met licht verstandelijk gehandicapte plegers van zedendelicten. *Tijdschrift voor Psychotherapie, 26*, 354-371.
Day, K. (1993). Crime and mental retardation: A review. In K. Howells & C.R. Hollin (Eds.), *Clinical approaches to the mentally disordered offender* (p. 112-144). Chichester: Wiley.
Day, K. (1997). Sex offenders with learning disabilities. In S.G. Read (Ed.), *Psychiatry in learning disability* (p. 278-306). London: Sanders.
Došen, A. (1990). *Psychische en gedragsstoornissen bij zwakzinnigen.* Amsterdam: Boom.
Došen, A. (1993). Psychiatrie binnen de zorg voor verstandelijk gehandicapten. In G.H. van Gemert & R.B. Minderaa (red.), *Zorg voor verstandelijk gehandicapten* (p. 288-294). Assen: Van Gorcum.
Emmerik, J.L. van (1985). *TBR en recidive.* 's-Gravenhage: Staatsuitgeverij.
Emmerik, J.L. van (1989). *TBS en recidive.* Arnhem: Gouda Quint.
Emmerik, J.L. van (1999). Persoonlijke mededeling omtrent ongepubliceerde researchdata.
Emmerik, J.L. van (2001). *De terbeschikkingstelling in maat en getal.* Den Haag: Ministerie van Justitie, Dienst Justitiële Inrichtingen.
Frenken, J. (2002). Strafbare seksualiteit en seksueel deviant gedrag: Definities en prevalenties. *Tijdschrift voor Seksuologie, 26*, 4-8.
Firth, H., Balogh, R., Bretherton, T., Graham, S., & Whibley, S., (2001). Psychopathology of sexual abuse in young people with intellectual disability. *Journal of Intellectual Disability Research, 45*, 244-253.
Grand, A.L. le (1995). Met (terug)vallen en opstaan: Diagnostiek en behandeling van licht verstandelijk gehandicapte plegers van seksueel misbruik. *Nederlands Tijdschrift voor de Zorg aan Verstandelijk Gehandicapten, 4*, 211-228.
Grand, A.L. le, Lutjenhuis, B.H.M., & Solodova, E.A. (2002). Behandeling van zwakbegaafde en licht verstandelijk gehandicapte plegers van seksueel misbruik. *Directieve therapie, 23*, 82-102.
Goldstein, A.P. (1973). *Structured learning therapy: Toward a psychotherapy for the poor.* New York: Academic Press.
Goldstein, A.P. (1981). *Psychological skill training: The structured learning technique.* New York: Pergamon Press.
Green, G., Gray, N.S., & Willner, P. (2002). Factors associated with criminal convictions for sexually inappropriate behaviour in men with learning disabilities. *The Journal of Forensic Psychiatry, 13*, 578-607.
Haaven, J., Little, R., & Petre-Miller, D. (1990). *Treating intellectually disabled sex offenders.* Orwell: The Safer Society Press.
Hanson, R.K., & Bussière, M.T. (1998). Predicting relapse: A meta-analysis of sexual offender recidivism studies. *Journal of Consulting and Clinical Psychology, 66*, 348-362.
Heusmann, L.R., Eron, L.D., & Dubow, E.F. (2002). Childhood predictors of adult criminality: Are all risk factors reflected in childhood aggressiveness? *Criminal Behaviour and Mental Health, 12*, 185-208.
Hildebrand, M., Ruiter, C. de, & Beek, D. van (2001). *SVR-20: Richtlijnen voor het beoordelen van het risico van seksueel gewelddadig gedrag.* Utrecht: Forum Educatief.
Hodgins, S. (1992). Mental disorder, intellectual deficiency and crime: Evidence from a birth cohort. *Archives of General Psychiatry, 49*, 476-483.
Holland, T., Clare, C.H., & Mukhopadhyay, T. (2002). Prevalence of 'criminal offending' by men and women with intellectual disability and the characteristics of 'offenders': Implications for research and service development. *Journal of Intellectual Disability Research, 46*, 6-20.
Johnston, S.J. (2002). Risk assessment in offenders with intellectual disability: The evidence base. *Journal of Intellectual Disability Research, 46*, 47-56.
Klimecki, M., Jenkinson J. & Wilson, L. (1994). A study of recidivism amongst offenders with an intellectual disability: Australia and New Zealand. *Journal of Developmental Disabilities, 19*, 209-219.
Knight, R.A., & Prentky, R.A. (1990). Classifying sexual offenders: The development and corroboration of taxonomic models. In W.L. Marshall, D.R. Laws, & H.E. Barbaree (Eds.),

The handbook of sexual assault: Issues, theories and treatment of the offender (p. 23-55). New York: Plenum.

Lambrick, F. (2003). Issues surrounding the risk assessment of sexual offenders with an intellectual disability. *Psychiatry, Psychology, and Law, 10,* 353-358.

Leuw, E. (1999). *Recidive na de TBS: Patronen, trends en processen en de inschatting van gevaar.* Den Haag: Ministerie van Justitie, WODC.

Lindsay, W.R. (2002). Research and literature on sex offenders with intellectual and developmental disabilities (mini-review). *Journal of Intellectual Disability Research, 46,* 74-85.

Lindsay, W.R., Neilson, C.Q., & Morrison, F. (1998a). The treatment of six men with a learning disability convicted of sex offences with children. *The British Psychological Society, 37,* 83-98.

Lindsay, W.R., & Smith, A.H.W. (1998b). Responses to treatment for sex offenders with intellectual disability: A comparison of men with 1- and 2-year probation sentences. *Journal of Intellectual Disability Research, 42,* 346-353.

Lindsay, W.R., Olley, S., Baillie, N., & Smith, A.H.W. (1999). The treatment of adolescent sex offenders with intellectual disabilities. *Mental Retardation, 37,* 201-211.

Lindsay, W.R., Law, J., Quinn, K., Smart, N., & Smith, A.H.W. (2001). A comparison of physical and sexual abuse: Histories of sexual and non-sexual offenders with intellectual disability. *Child Abuse & Neglect, 25,* 989-995.

Lindsay, W.R., Smith, A.H.W., Law, J., Quinn, K., Anderson, A., Smith, A., Overend, T., & Allan, R. A. (2002). Treatment service for sex offenders and abusers with intellectual disability: Characteristics of referrals and evaluation. *Journal of Applied Research in Intellectual Disabilities, 15,* 166- 174.

Linhorst, D.M., McCuthen, T.A., & Bennett, L. (2003). Recidivism among offenders with developmental disabilities participating in a case management program. *Research in Developmental Disabilities, 24,* 210-230.

Lund, J. (1990). Mentally retarded criminal offenders in Denmark. *British Journal of Psychiatry, 156,* 726-731.

Luteijn. F., Starren, J., & Dijk, J. van (1985). *Nederlandse Persoonlijkheids Vragenlijst (NPV).* Lisse: Swets & Zeitlinger.

Marlatt, G.A., & Gordon, J.R. (Eds.) (1985). *Relapse prevention* . New York: Guilford.

Murrey, G.J., Briggs, D., & Davis, C. (1992). Psychopathic disordered, mentally ill, and mentally handicapped sex offenders: A comparative study. *Medicine, Science, Law, 32,* 331-336.

Nieuwbeerta, P., Blokland, A., & Bijleveld, C. (2003). Lange-termijnrecidive van daders van seksuele delicten. *Tijdschrift voor Criminologie, 45,* 369-378.

Nezu, C.M., Nezu, A.M., & Dudek, J.A. (1998). A cognitive behavioral model of assessment and treatment for intellectually disabled sexual offenders. *Cognitive and Behavioral Practice, 5,* 25-64.

Nolley, D., Muccigrosso, L., & Zigman, E. (1996). Treatment successes with mentally retarded sex offenders. *Journal of Offender Rehabilitation, 23,* 125-141.

O'Brien, M., & Bera, W. (1986). Adolescent sex offenders: A descriptive typology. *A News Letter of the National Family Life Education Network, 1,* 1-5.

O'Connor, W. (1996). A problem solving intervention for sex offenders with an intellectual disability. *Journal of Intellectual and Developmental Disability, 21,* 219-235.

Owen, R., Murphy, G., & Russell, A. (2003, april). Sexual challenging behaviour (SCB) in men with a learning disability (LD): A case-note review of demographic factors. *Proceedings of the 2nd international conference on 'Care and treatment of offenders with a learning disability'.* UK: Preston.

Parry, C.J., & Lindsay, W.R. (2003). Impulsiveness as a factor in sexual offending by people with mild intellectual disability. *Journal of Intellectual Disability Research, 47,* 483-487.

Prevoo, N.A.M. (1999). Ambulante behandeling van de zwakbegaafde seksuele delinquent. In C. de Ruiter & M. Hildebrand (red.), *Behandelingsstrategieën bij forensisch-psychiatrische patiënten* (p. 66-78). Houten: Bohn Stafleu van Loghum.

Quinsey, V.L., Lalumière, M.L., Rice, M.E., & Harris, G.T. (1995). Predicting sexual offenses. In J.C. Campbell (Ed.), *Assessing dangerousness: Violence by sexual offenders, batterers, and child abusers* (p. 114-137). Thousand Oaks, CA: Sage.

Resing, W., & Blok, J. (2002). De classificatie van intelligentiescores: Voorstel voor een eenduidig systeem. *De Psycholoog, 36,* 244-249.

Schilling, R.F., & Schinke, S.P. (1989). Mentally retarded sex offenders: Fact, fiction and treatment. *Journal of Social Work and Human Sexuality, 7,* 33-48.

Schoen, J., & Hoover, J.H. (1990). Mentally retarded sex offenders. *Journal of Offender Rehabilitation, 16,* 81-91.

Schrojenstein Lantman-de Valk, H.M.J. van (2002). *Prevalentieonderzoek: Mensen met een verstandelijke beperking in Nederland.* Maastricht: Universiteit Maastricht, Onderzoeksinstituut ExTra.

Simpson, M.K., & Hogg, J. (2001). Patterns of offending among people with intellectual disability: A systematic review: Part I & II. *Journal of Intellectual Disability, 45,* 384-406.

Slagter, J. (2001, maart). *Transmurale behandeling van licht verstandelijke gehandicapten.* Lezing symposium Transmurale behandeling van gedetineerden: Uitwisseling van zorg tussen justitiële inrichtingen en de algemene GGz. Amsterdam.

Slot, N.W., & Spanjaard, H.J.M. (2001). *Competentievergroting in de residentiële jeugdzorg.* Baarn: HB uitgevers.

Swanson, C.K., & Garwick, G.B. (1990). Treatment for low-functioning sex offenders: Group therapy and interagency coordination. *Mental Retardation, 28,* 155-161.

Verberne, G.J.C.M. (1990). Treatment of sexually deviant behaviour in mildly mentally retarded adults. In A. Došen, A. van Gennep, & G.J. Zwanikken (Eds.), *Treatment of mental illness and behavioral disorder in the mentally retarded: Proceedings of the international congress* (p. 375-386). Leiden: Logon.

Verberne, G.J.C.M. (1994, januari). *Ervaringen met daderbehandeling in een SGLVG-kliniek.* Lezing symposium Beleid in Beweging. Huis ter Heide.

Vogel, V. de., & Ruiter, C. de (2003). Recidive bij behandelde seksuele delinquenten. *Tijdschrift voor Criminologie, 45,* 378-390.

Vijftigschild, W., Berger, H.J.C., & Spaendonck, J.A.S. van (1969). *Sociale Interpretatie Test (SIG).* Amsterdam: Swets & Zeitlinger.

Ward, T., Loudon, K., Hudson, S.M., & Marshall, W.L. (1995). A descriptive model of the offence chain for child molesters. *Journal of Interpersonal Violence, 10,* 425-472.

Wechsler Adult Intelligence Scale-III. (2000). Lisse: Swets & Zeitlinger.

Wilde, G.J.S. de (1970). *Amsterdamse Biografische Vragenlijst (ABV).* Amsterdam: Van Rossen.

Wolde, A.C. ten (1990). *Follow-up-1990: een evaluatieonderzoek onder de bewoners die in de periode 1980 tot en met 1985 met ontslag gingen.* Hoeve Boschoord: Interne rapportage.

Zee, S.A.M. van der, Molen, H.T. van der, & Beek, D.T. van der (1989). *Sociale vaardigheden voor zwakbegaafde jongeren.* Deventer: Van Loghum Slaterus.

HOOFDSTUK 6

Het sociale-competentiemodel en sociale-netwerkanalyse in de forensische psychiatrie

A.A.J. Bartels en M. Spreen

Inleiding

In dit hoofdstuk geven wij een overzicht van het ontstaan en de mogelijkheden van het sociale-competentiemodel dat ontwikkeld werd voor de behandeling van jeugdige delinquenten, en later voor meer doelgroepen bruikbaar bleek (kinderen en jeugdigen met psychiatrische problematiek, verstandelijk gehandicapten met ernstig probleemgedrag, gedetineerden in een resocialisatiefase). Het vindt nu ook toepassing in de forensische psychiatrie. In het verlengde van het sociale-competentiemodel kan de sociale-netwerkanalyse gezien worden: risicotaxatie op basis van de structuur van het sociale netwerk en de relatie van een forensisch-psychiatrisch patiënt met zijn netwerkleden, en het bewerken van het sociale netwerk.

Sociale-competentiemodel

Het sociale-competentiemodel heeft zijn oorsprong in 1972 op basis van socialevaardigheidstraining voor jeugdige delinquenten, aanvankelijk als ambulante training, daarna ook als (semi-)residentiële training. In de training werden ontbrekende vaardigheden aangeleerd of verbeterd. Later werden ook de omstandigheden waarvoor de vaardigheden nodig waren ('levenstaken') in het model opgenomen. In de kern bestaat het model uit een analyse van de balans tussen levenstaken en vaardigheden (competenties), evenals behandelinterventies om een nadelige balans in gunstige zin te beïnvloeden. Bij deze analyse worden ook cognities en persoonlijkheidsaspecten betrokken, en een structuur van neuropsychologische modules.
Sinds 2000 wordt het sociale-competentiemodel ook door twee forensisch-psychiatrische instituten (Groot Batelaar te Lunteren en de Dr. S. van Mesdagkliniek te Groningen) toegepast in de behandeling van hun patiënten. In de Dr. S. van

Mesdagkliniek werd hierbij een aansluiting tot stand gebracht tussen het sociale-competentiemodel en de sociale-netwerkanalyse.

Ontstaan

De rationale achter het sociale-competentiemodel is de veronderstelling dat het jeugdige delinquenten vooral ontbreekt aan sociale vaardigheden. Door dit manco zouden ze komen tot delinquent gedrag en verminderen van het manco zou recidiveverlagend werken (Bartels, 1986, 1993a; Braukman, Ramp, Tigner & Wolf, 1984; Slot, 1988). Het begrip sociale vaardigheden werd daarbij vanaf het begin breed opgevat, breder dan alleen 'pure' sociale vaardigheden (luisteren, op een vriendelijke manier relevante vragen stellen, constructief verwoorden wat je bezighoudt, enzovoort); ook cognities en attitudes werden ertoe gerekend en aspecten van het functioneren van het gezin als systeem werden erin verdisconteerd. Vaardigheidstekorten waren 'het topje van de ijsberg', de andere aspecten het deel van de ijsberg onder water. Vaardigheden en vaardigheidstekorten konden dus niet los gezien worden van iemands kernovertuigingen en gehanteerde leefregels, zijn attitude jegens mensen in het algemeen en bepaalde personen in het bijzonder en de omgeving waarin dit alles tot ontwikkeling kwam en bestendigd werd. Omdat het ging over sociale vaardigheden in deze brede zin, werd later gesproken over sociale competentie. Sociale vaardigheden in brede zin werden vergeleken met de taken waarvoor iemand gesteld wordt. Indien de vaardigheden (in brede zin: mogelijkheden) en de taken in balans waren, was er sprake van sociale competentie. Zoniet dan resulteerde probleemgedrag van psychosociale of psychiatrische aard en/of delinquentie (Bartels, 1986, 1993a). Uit een literatuurstudie bleek dat de psychosociale omstandigheden van jeugdige delinquenten en hun gezinnen gemiddeld aanzienlijk ongunstiger waren dan die van niet-delinquenten, hetgeen voor een belangrijk deel samenhing met een tekort aan sociale vaardigheden (voor uitgebreide overzichten zie Bartels, 1986, 1993a, 2001; Bartels, Parker Brady & Doreleijers, 1999; Slot, 1988).

Bartels (1986, 1993a) gaf individuele, ambulante sociale-vaardigheidstherapie aan 29 jeugdige delinquenten en vergeleek hen met een controlegroep van eveneens 29 jeugdige delinquenten. Indien mogelijk werd ook met de gezinnen gewerkt; bij 7 was dit intensief, bij 15 waren er enkele bijeenkomsten met het gezin of met ook de ouders, bij 7 was er weinig contact met andere gezinsleden. Uit de resultaten bleek dat de jongeren na de therapie sociaal vaardiger waren, minder recidiveerden (24% tegen 69%) in de follow-up-periode van 10 maanden, en na beëindiging ook minder in residentiële instellingen waren geplaatst. De trainingen werden sociale-vaardigheidstherapieën genoemd omdat het feitelijk individuele, ambulante gedragstherapieën waren met sociale-vaardigheidstraining als belangrijk onderdeel. Het onderzoek toonde aan dat het trainen van sociale vaardigheden werkte, al is het aannemelijk dat een langere follow-up-tijd tot minder gunstige resultaten geleid zou hebben.

Na dit eerste onderzoek volgden ambulante én residentiële projecten. Bartels, Heiner, De Kruijff, Lancée en Slot (1982) voerden zogenaamde gezinsvoogdijprojecten uit: gezinsvoogden – later gezinsvoogdijteams en nog later praktijkbegeleiders van gezinsvoogdijteams die de methodiek aan hun teams overbrachten –

kregen een cursus. Het effect van de cursus op het gedrag van de getrainde gezinsvoogden werd daarbij gemeten door gestandaardiseerde rollenspelen voor en na de training, alsook bij enkele groepen gezinsvoogden een schema van vier metingen *(time-series design)*: meting 1 (*baseline* meting), daarna nog geen cursus, gevolgd door meting 2 (voormeting), dan de cursus, gevolgd door meting 3 (nameting), gevolgd door consultatieve tweewekelijkse bijeenkomsten in de follow-up-tijd, gevolgd door meting 4 (follow-up-meting). Tussen meting 1 en 2 werd, zoals verwacht, geen verschil gevonden; tussen meting 2 en 3 vond een duidelijke, significante, vooruitgang plaats; tussen meting 3 en 4 werd een lichte achteruitgang gesignaleerd, maar was nog wel sprake van een niveau dat duidelijk boven dat van de metingen 1 en 2 lag. Ook werden van cliënten van de gezinsvoogden met wie ze werkten prognoses en psychosociale variabelen geïnventariseerd. Daaruit bleek dat de cliënten tussen meting 2 en meting 4 duidelijk vooruit waren gegaan.

Projecten in residentiële settings werden uitgevoerd door Slot, Bartels, Heiner en De Kruijff (Slot, 1988). Eén residentieel programma is het *Cursushuis*, een Nederlandse variant van het Amerikaanse *Teaching Family Home* (TFH; Braukman e.a., 1984; Slot, 1988). In een Cursushuis wonen zes jongeren en twee cursusouders (een echtpaar) en hun eigen kinderen bij elkaar. De cursusouders hebben ook een afzonderlijk, eigen deel van het huis, maar hun leven speelt zich voor het overgrote deel af met de jongeren. Het 'behandelteam' bestaat uit drie personen, er is ook een 'plaatsvervangend cursusouder' aan het huis verbonden die elders woont. De resultaten van de cursushuizen waren positief. Een tijdlang ontstonden er redelijk snel na elkaar nieuwe, maar omdat de CAO een 36-urige werkweek heeft, bleek het moeilijk om personeel te krijgen omdat het verschil van deze werkweek en de feitelijke (voor elk van de beide cursusouders van het echtpaar toch wel 50 uur) te groot werd. De methodiek wordt ook wel in een leefgroep van een residentieel centrum gebruikt, waar dan wordt gesproken van een cursusgroep. In feite is het residentiële programma van het sociale-competentiemodel een verdere uitwerking van het TFH.

De resultaten van de residentiële programma's en de cursushuizen zijn positief. Er is bij vergelijking met een controlegroep minder recidive en de jongeren doen het beter in de follow-up op psychosociale variabelen als prognose, sociale vaardigheden, zinvolle contacten, en functioneren op school of op het werk. Met ex-cursushuisjongeren worden in tien maanden dezelfde resultaten bereikt voor recidivevermindering en op psychosociale variabelen als bij jongeren uit goed functionerende residentiële justitiële jeugdinrichtingen met een tweemaal zo lange verblijfsduur.

De resultaten van de eerste zes projecten (periode 1973-1984) die op het sociale-competentiemodel gebaseerd waren, kwamen erop neer dat jongeren sociale vaardigheden leerden, dat hun psychosociale situatie en die van hun gezin verbeterde en het recidiverisico lager werd (minder recidive van jongeren uit een programma dan van controlejongeren) en dat allochtone jongeren evenveel vooruitgingen als autochtone (Van Gageldonk & Bartels, 1990, 1991).

Het model van *sociale-vaardigheidstraining*, ook wel het *tekortmodel* genoemd (trainen om tekorten aan sociale vaardigheden te verhelpen), werd in deze projecten verbreed tot *sociale competentie*. Van sociale competentie is sprake als de vaardigheden waarover een persoon beschikt in evenwicht, in balans zijn met de 'taken' (levenstaken) die hem in het leven gesteld worden. Hierbij moet men zich ook echt een balans, een weegschaal, als model voorstellen. Zijn de taken te zwaar voor de vaardigheden dan resulteert probleemgedrag; al naargelang de levensgeschiedenis en aanleg (kwetsbaarheden) is dat probleemgedrag van psychosociale, psychiatrische en/of criminele aard. Taken worden verzwaard door stressoren, (psycho)pathologie en risicofactoren, en verlicht door veerkracht en protectieve factoren. Vaardigheden verlichten taken niet, maar maken het mogelijk taken uit te voeren. Per levensgebied en levenstaak (bijvoorbeeld werknemer, leerling, partner, ouder, financiën) wordt nagegaan in hoeverre betrokkene over de benodigde vaardigheden beschikt en welke moeten worden aangeleerd. Of dat wellicht taakverlichting nodig is (minder moeilijke of andere opleiding, beëindigen relatie, ambulante hulp, enzovoort).

Na deze onderzoeken volgde een reeks van circa 200 projecten en onderzoeken waarin de eerdere resultaten opnieuw werden bevestigd. In enkele projecten werd opnieuw evaluatieonderzoek gedaan (Bartels, Schuursma & Slot, 2001).

Van Gageldonk en Bartels (1990, 1991) voerden een meta-analyse uit van Nederlandse evaluatiestudies in de jeugdzorg. Het ging daarbij om alle vormen van jeugdzorg: jeugdpsychotherapie, -psychiatrie en -reclassering. Interventies die overeenkomen met de kenmerken van interventies volgens het competentiemodel bleken het meest effectief zijn. Vooral structuur biedende programma's, een cognitieve component, en werken in of voorbereiding op de leefomgeving van de jongere werden van belang gevonden, naast invloed op attitudes, normen en waarden.

Het sociale-competentiemodel baseert zich op vijf elementen:

1 de jeugdigen en hun gezinnen vertonen psychosociale problematiek;
2 de psychosociale problematiek vloeit mede voort uit een achterstand in sociale competentie;
3 verminderen van die achterstand door training en (waar mogelijk) functioneel verlichten van de levenstaken waarvoor de jongeren en hun gezinnen staan, leidt tot betere psychosociale omstandigheden en minder recidive;
4 in metastudies naar effectonderzoeken van (effectieve) programma's worden kenmerken gevonden die overeenkomen met de kenmerken van programma's op basis van het sociale-competentiemodel;
5 een en ander gaat niet alleen op voor jeugdige delinquenten, maar ook voor de andere in de inleiding genoemde doelgroepen.

Het model is niet af. Ook al komen jongeren uit interventiegroepen er in effectonderzoek beter uit dan jongeren uit controlegroepen, er kan aan de resultaten van de interventiegroepen (en dus aan de interventies zelf) nog behoorlijk wat verbeterd worden, evenals aan de theoretische fundering. Bij de toepassing voor nieuwe doelgroepen bleken aanpassingen nodig die konden worden 'terugvertaald' naar de oorspronkelijke doelgroep jeugdige delinquenten en ook daar positief uitpakten. De genoemde aanpassingen hebben het bereik van het model aanzienlijk verbreed en het een sterkere theoretische basis gegeven. In het bijzonder de verdieping en verbreding van het model die nodig waren voor de toepassing bij verstandelijk gehandicapte kinderen, jeugdigen en volwassenen met psychiatrische problematiek (Bartels, 1993ab, 1994; Bartels & Tates, 1995), gedetineerden (Van der Meulen & Bartels, 1993) en in de forensische (jeugd)psychiatrie (Bartels, 2001) heeft tot een verdere uitwerking van het model geleid.

Theoretische basis

Het sociale-competentiemodel is gebaseerd op de volgende aspecten:

- drie paradigma's die samen het *sociaal leren* vormen: *1* klassiek conditioneren, *2* operant conditioneren en *3* observatieleren;
- de cognitieve benadering;
- bevindingen op het gebied van het verwerken van sociale informatie;
- kennis over condities die kinderen nodig hebben om zich optimaal te kunnen ontwikkelen;
- ontwikkelingspsychologische modellen.

Sociaal leren

Observatieleren en operant leren staan aan de basis en domineren in de praktijk: vaardigheden worden geleerd door adequate modellen aan te bieden, adequaat gedrag wordt uitgelokt en bekrachtigd door adequate en versterkende feedback, en gekoppeld aan stimuli die in het dagelijks leven van de patiënt[1] aanwezig zijn (en vaak voordien probleemgedrag opriepen). Kritiek riep bijvoorbeeld woede op, gevolgd door schreeuwen, dreigen en soms slaan. De vaardigheid *kritiek incasseren* kan worden geleerd: 'stappen hoe te reageren op kritiek' worden uitgelegd, voorgedaan, geoefend, eventueel bekrachtigd (in het begin), en gekoppeld aan de stimuli die in het werkelijke leven ook gegeven worden (boos kijken van de ander, wat geagiteerde stem van de ander, snel praten van de ander). Tevens wordt de patiënt geleerd bij zichzelf te onderkennen dat hij boos wordt en dat zijn spanningsniveau stijgt. Hij leert zichzelf te beoordelen op een 'woedethermometer' (een schaal van heel rustig met waarde 0 naar maximaal woedend met waarde 10) en weet bij stap 5 daarvan wat hij nu het beste kan doen om zijn eigen belang en dat van de ander niet te benadelen (en heeft dat geoefend).
Vanuit een leertheoretische invalshoek worden gedragsproblemen opgevat als het resultaat van ongewenst verlopen operante conditionering, een vorm van *actieve vermijding* en/of een vorm van *afdwingen, coërcitie* genoemd. Bij actieve vermijding wordt een specifieke stimulus vermeden (vergelijk Bakker-de Pree, 1987). Bij forensisch-psychiatrische patiënten zijn dit vaak gevoelens van falen, alleen zijn, en leegte/verveling. Naast bijvoorbeeld dit vermijden van falen, wordt gedrag vertoond dat ertoe leidt dat een gewenste stimulus (gewenst gedrag van een andere persoon) wordt opgeroepen. Een voorbeeld: om de kans op falen te vermijden maakt betrokkene ruzie of lokt een conflict uit, hij voelt zich dan tekort gedaan en boos, maar niet falend.
Deze analyse van gedragsproblemen en antisociaal gedrag op basis van actieve vermijding zorgt ervoor dat men ten eerste de patiënt leert op een constructievere manier gevoelens van falen en dergelijke te vermijden door prosociale vaardig-

---

1 Aangezien dit boek over forensische psychiatrie gaat, wordt met 'patiënt' consequent de forensisch-psychiatrische patiënt bedoeld.

heden (kritiek incasseren, belangstelling tonen, positieve initiatieven nemen). Vervolgens, al blijkt dat in de praktijk vaak veel moeilijker, wordt een interventie aangeboden waardoor gevoelens van falen en leegte minder bedreigend en beangstigend zijn.

Bij coërcitie (Patterson, 1982) dwingt de persoon met langdurig probleemgedrag iets af (aandacht, extra geld, iets wat eerst geweigerd was). De persoon die toegeeft wordt bekrachtigd doordat het probleemgedrag ophoudt, en de eerste doordat hij uiteindelijk zijn zin krijgt. Over een reeks van jaren kan zo'n dwingend interactiepatroon leiden tot onbeheersbaar gedrag van het kind, en buiten het gezin worden voortgezet in de vorm van ernstig antisociaal gedrag.

Cognitieve benadering

De cognitieve benadering houdt in dat nagegaan wordt welke gedachten en overtuigingen (cognities) aan gevoelens en gedragingen ten grondslag liggen. Deze cognities worden vervolgens 'uitgedaagd', dat wil zeggen besproken en veranderd (Bartels, 2001; Beck, 1995). Cognities hebben een relatie met vaardigheden. Iemand die meent dat je niemand kunt vertrouwen, ontwikkelt andere vaardigheden dan iemand die ervan uitgaat dat de meeste mensen in normale omstandigheden wel te vertrouwen zijn. Cognities kunnen inadequaat zijn en het functioneren belemmeren. Bewerken van cognities dient altijd te geschieden in samenhang met vaardigheidstraining omdat nieuwe overtuigingen alleen gevestigd kunnen worden wanneer ze door ervaring (betere vaardigheden) worden bevestigd.

Verwerken van sociale informatie

De derde theoretische basis van het sociale-competentiemodel is de kennis over het verwerken van sociale informatie. Van jeugdigen met ernstige gedragsproblemen is bekend dat ze sociale informatie selectief waarnemen en selectief verwerken: ze dichten de ander snel en vaak ten onrechte vijandige intenties toe (Orobio de Castro, 2000). Dit is conform het model van Dodge (Crick & Dodge, 1994), dat op alle onderdelen empirisch juist is gebleken (Orobio de Castro, 2000). In dit model worden in het verwerken van sociale informatie zes fasen onderscheiden:

1. encoderen (de informatie van de omgeving wordt waargenomen en vertaald in een betekenisvolle structuur);
2. representeren (de betekenis van de informatie wordt geïnterpreteerd en gerelateerd aan de doelen van de persoon);
3. emotie oproepen;
4. responsen genereren (gedragsresponsen worden gegenereerd in gedachten en in het motorisch geheugen);
5. een specifieke respons wordt geselecteerd (op basis van hoe goed de persoon meent deze te kunnen uitvoeren en op basis van de verwachte opbrengst);
6. de uitvoering van de geselecteerde respons.

Agressieve jeugdigen onderscheiden zich van niet-agressieve leeftijdgenoten doordat ze in alle bovengenoemde fasen informatie zo verwerken dat de kans op agressief gedrag groter is (Orobio de Castro, 2000). Bij het encoderen richten ze hun aandacht op minder informatie, waardoor de kans op foute interpretaties vergroot wordt. Bij het representeren richten ze hun aandacht vooral op vijandige informatie. Boosheid wordt aldus sneller opgewekt. Voor interpersoonlijke problemen bedenken ze minder oplossingen en genereren ze minder adequate gedragsresponsen. Ze waarderen agressieve responsen positiever dan hun leeftijdgenoten, zien daar eerder voordeel in (respons-selectie) en voeren deze vaker uit.

Condities voor optimale ontwikkeling

Ten vierde is het model gebaseerd op wat bekend is over een ontwikkelingbevorderende dan wel -remmende omgeving. Zo kunnen richtlijnen voor het behandelklimaat worden geformuleerd. Kort samengevat houden de condities in: adequate verzorging; een veilige fysieke omgeving; continuïteit en stabiliteit inclusief mogelijkheden tot hechting; respect; geborgenheid, steun en begrip; een flexibele structuur (regelmaat, aanmoediging en stimulering, realistische eisen, grenzen en regels, ruimte voor experimenteren, niet meer verantwoordelijkheid dan de betrokkene aankan); veiligheid in psychologische zin; adequate voorbeelden inzake gedrag, normen en waarden; scholing; omgang met leeftijdgenoten; kennis over en contact met het eigen verleden (Bartels & Heiner, 1994; Heiner & Bartels, 1989). Wanneer voor langere tijd niet voldaan is aan deze condities, resulteert probleemgedrag dat al naargelang aanwezige kwetsbaarheden (bijvoorbeeld de fysieke constitutie) kan resulteren in problematisch gedrag van psychosociale, psychiatrische en delinquente aard. Het forensisch-psychiatrische behandelklimaat moet aan deze condities beantwoorden wil het een werkelijk voor de persoonlijkheidsontwikkeling stimulerend klimaat bieden.

Persoonlijkheidsontwikkeling

In de psychodynamische literatuur worden psychische en psychosociale problemen voor een belangrijk deel beschouwd als voortvloeiend uit een gebrekkige of vastgelopen persoonlijkheidsontwikkeling. Behandeling kan dan inhouden: nieuwe stimuli voor een vastgelopen ontwikkeling (Abraham, 1997). De visie van een vastgelopen persoonlijkheidsontwikkeling als medeoorzaak van forensisch-psychiatrische problematiek biedt interventiemogelijkheden wanneer dit uitdrukkelijk in combinatie wordt gezien met de andere aspecten die de theoretische basis vormen van het sociale-competentiemodel (operante conditionering, cognitieve benadering, sociale informatieverwerking, enzovoort). Samen met die andere aspecten ontstaat dan een persoonlijkheidsmodel dat de basis voor een behandeling wordt. De persoonlijkheidsontwikkeling wordt dan, ontwikkelingspsychologisch gezien, beschouwd als een zelfstandige kracht. Worden de juiste stimuli aangeboden (condities voor optimale ontwikkeling), dan ontvouwt zich wat in aanleg gegeven is.
In het psychodynamische ontwikkelingsmodel van Abraham (1997) worden tien ontwikkelingsniveaus onderscheiden en van elk wordt een aantal karakteristieken (ontwikkelingslijnen) gegeven. De achtereenvolgende ontwikkelingsniveaus in het model van Abraham zijn: structuurloosheid, fragmentatie, egocentrisme, symbiose, verzet, rivaliteit, individuatie, verbondenheid, generativiteit en rijp-

heid. Voor elk van deze fasen worden aangegeven: sociale attitudes, relaties met anderen, zelfbeeld, normen, behoeften, cognities, probleemoplossingsgedrag en speciale thema's. Van de afzonderlijke persoonlijkheidsstoornissen wordt aangegeven welke ontwikkelingslijnen bij welk ontwikkelingsniveau zijn geblokkeerd. Als door de behandeling de persoonlijkheidsontwikkeling van de patiënt op gang komt, weet men welke fasen de patiënt zal doormaken. Verzet dat een uiting is van een vastgelopen ontwikkeling, kan dan worden onderscheiden van verzet dat een teken is van weer voortgaande persoonlijkheidsontwikkeling.

Op basis van de hier besproken bronnen van theoretische fundering van het sociale-competentiemodel kan een persoonlijkheidsmodel van sociale competentie worden opgesteld (Bartels, 2000, 2001). In dat model hebben ook begrippen als zelfbeeld, beeld en beleving van anderen, normen en waarden (geweten), en gehechtheid (Bakermans-Kranenburg & IJzendoorn, 1994) een plaats. Het model bestaat uit de 'lagen' *identiteit, representaties* (normen, waarden, zelfbeeld, beeld en beleving van anderen, gehechtheid), *kernovertuigingen, leefregels, automatische gedachten, gedragsrepertoire, emoties, fysiologisch activatieniveau,* en *gedragsuitvoering.* Alle, elkaar in deze volgorde over en weer beïnvloedende lagen, worden bij de behandeling concreet gespecificeerd. Een vereenvoudigde versie van dat persoonlijkheidsmodel wordt met de patiënt besproken. Aan de hand hiervan wordt de behandelvoortgang verduidelijkt.

Zo kan het probleemgedrag worden begrepen. Bijvoorbeeld: een gebeurtenis (sociotherapeut vraagt patiënt of deze even meeloopt om hem iets te zeggen) activeert de kernovertuiging ('je kunt niemand vertrouwen') die via leefregels ('vertrouw niemand, wees altijd op je hoede') leiden tot de automatische gedachte ('wat wil hij nu weer van me?') die leidt tot gevoelens van boosheid, wantrouwen en somberheid, tot een verhoogd spanningsniveau, wat een inadequate selectie uit het responsrepertoire oproept, waaruit gedrag resulteert (een woedende uitval) die er dan toe leidt dat de sociotherapeut zich geagiteerd omdraait en wegloopt. Dit wordt door de patiënt beleefd als bevestiging van de negatieve bedoeling van de ander. Aldus worden inadequate kernovertuigingen en leefregels steeds bevestigd en versterkt.

Door de integratie met een model of schema voor persoonlijkheidsontwikkeling kan probleemgedrag meer omvattend begrepen worden. Kritiek leren incasseren (een sociale vaardigheid) loopt in principe via uitlokken, voordoen en operant bekrachtigen. Het wordt tevens in verband gebracht met de nieuw te vestigen kernovertuiging dat (constructieve) kritiek een manier is om de onderlinge omgang te stroomlijnen en van elkaar te leren. Op het ontwikkelingsniveau van fragmentatie van Abraham (1997), waarbij iemand zichzelf veelal als gefragmenteerd ervaart, betekent leren kritiek te accepteren en constructief te leren beantwoorden, leren en ervaren dat men één persoon is en niet gefragmenteerd, want de persoon die op een bepaald punt kritiek krijgt en om iets anders gewaardeerd wordt, zijn een en dezelfde. Op het niveau van egocentrisme van Abraham (1997) betekent kritiek accepteren: ervaren dat men niet het middelpunt van de wereld is, op het niveau van symbiose dat anderen een eigen en onafhankelijk leven hebben, en op het niveau van verzet dat kritiek op gedrag geen kritiek op de persoon inhoudt. Zo kan bij iemand die verkeert op het niveau van fragmentatie, kritiek leren accepteren leiden tot een ontwikkeling naar het niveau van egocentrisme, en van dat niveau naar symbiose, enzovoort. Aldus stimuleert kritiek

leren incasseren de persoonlijkheidsontwikkeling, terwijl ook het vaardigheidsrepertoire wordt vergroot.
Voor de behandeling van patiënten bij wie niet alleen sprake is van gedragsvaardigheidstekorten, maar van neurobiologische en psychologische disfuncties (psychotici, autisten) is dit persoonlijkheidsmodel onvoldoende. Daarom is het model voor deze categorie patiënten ingebed in een structuur van neuropsychologische modules: het is er één module van. In deze structuur wordt aangegeven hoe bijvoorbeeld de informatieverwerking en de affectregulatie verlopen (Bartels, 2001).

Behandeling volgens het sociale-competentiemodel

Werken op basis van het sociale-competentiemodel betekent allereerst dat een competentieanalyse en een competentieprofiel moeten worden opgesteld. Voor welke levenstaken werd en wordt de patiënt gesteld? Welke vaardigheden zijn er en welke ontbreken? Zijn er mogelijkheden taken te verlichten, zoals tijdelijke of langdurige steun (bijvoorbeeld beschermde of begeleide woonvormen)? Behandeling op grond van het sociale-competentiemodel houdt ten tweede in dat behandeling wordt gepresenteerd als 'aanbod op maat', en niet als antwoord op een (door de behandelaar) veronderstelde vraag van de patiënt. Uiteraard wordt wel ingegaan op een serieuze hulpvraag. Als een patiënt zijn problemen redelijk verwoordt, is dat uitstekend. Maar veel patiënten kunnen dat niet of willen niet degene zijn met problemen en ontwijken, ontkennen of bagatelliseren deze. In dat geval wordt niet gevraagd 'wat is uw probleem?' Er wordt bijvoorbeeld iets gezegd als: 'Toen ik de informatie over u doornam, concludeerde ik dat uw leven tot nu toe zo gelopen is zoals u zelf, denk ik, liever niet had gewild. Op verschillende scholen ging het niet goed, thuis waren er veel ruzies, op het werk liepen de dingen tegen en u had uiteindelijk te weinig greep op uw leven. Delicten waren het resultaat. Nu is mijn voorstel dat we gaan kijken hoe het komt dat het zo gelopen is, en wat u daar zelf aan kunt veranderen om het anders te laten verlopen zodat u toch wel het leven leidt dat u zelf voor ogen hebt.' Wanneer de problematiek van de patiënt op deze manier wordt gebracht is de tendens tot ontkennen of bagatelliseren veel kleiner en wordt behandeling gemakkelijker geaccepteerd. Op deze manier is het doen van een behandelvoorstel impliciet motiverend gebleken en dat is een totaal andere benadering dan de – helaas nog vrij gebruikelijke – benadering waarbij de patiënt ervaart dat in feite tegen hem gezegd wordt: 'U bent gestoord en u moet behandeld worden.'
De behandeling bestaat uit de volgende componenten: het leren van vaardigheden, het zo nodig en mogelijk verlichten van de levenstaken, het ontwikkelen van adequater kernovertuigingen en leefregels, het bewerken van het sociale netwerk, persoonlijkheidsontwikkeling en eventuele psychotherapie of farmacotherapie. Deze interventies vullen elkaar aan, alle elementen van het socialecompetentiemodel zijn erin terug te vinden.
Trainingen zijn gericht op vaardigheden en cognities. Dat zijn deels trainingen die rechtstreeks uit het model zelf voortkomen: sociale-vaardigheidstraining, cognitieve-vaardigheidstraining, agressieregulatietraining (Bartels, 1986, 1998; Slot & Spanjaard, 2000). Maar de trainingen hoeven niet speciaal vanuit het sociale-

competentiemodel ontwikkeld te zijn. Daarbij kan gedacht worden aan de sociale-vaardigheidstraining volgens Goldstein (Goldstein, 1981), maar ook aan de dialectische gedragstherapie van Linehan (2002) en de VERS (vaardigheidstraining emotieregulatiestoornis; Freije, Dietz & Appelo, 2002); de laatste zijn voor patiënten met persoonlijkheidsstoornissen ontwikkeld. Ook kan men denken aan de VRIS-training (vriendschap, relaties, intimiteit en seksualiteit; Poortman, Snijders & Vos, 2002). Voor patiënten met autismespectrumstoornissen is er bijvoorbeeld de training 'Ik ben speciaal' (2001) en werd de dialectische gedragstherapie in de Dr. S. van Mesdagkliniek bewerkt. De Liberman-modules, zoals omgaan met medicatie, psycho-educatie, vrije tijd (Liberman, 1996), zijn een geschikte vaardigheidstraining voor patiënten met psychotische problematiek. Voor patiënten met persoonlijkheidsstoornissen bij wie persoonlijkheidsgroei mogelijk is, zijn strategieën voor *moral reasoning* – bijvoorbeeld de mede door Goldstein ontwikkelde methode *Equip* (Gibs, Potter & Goldstein, 2000) – bruikbaar.
Zowel de ambulante als de (semi-)residentiële behandelingen hebben een aantal standaardinteracties waarin werkers, met name sociotherapeuten, worden getraind. Dit zijn verschillende observatie- en interpretatietechnieken, zoals de 'weekkaart' (nagaan met de patiënt hoe diens leven er van dag tot dag uitziet), manieren van vastleggen van geregistreerde gegevens en basisinteracties als positieve feedback geven en ontvangen, negatieve feedback (corrigerende feedback op inadequaat gedrag), gedragsinstructies, constructief redenen geven, gedragsoefeningen (rollenspelen en oefenen van gewenst gedrag (zie Slot & Spanjaard, 2000).
Uiteraard wordt een delictscenario opgesteld, een delictanalyse, een of meer signaleringsplannen en een terugvalpreventieplan.

Sociale-netwerkanalyse

In de ambulante behandeling vanuit het sociale-competentiemodel werd vanaf het begin aandacht aan het systeem gegeven vanuit de operante visie: zowel jeugdige als gezin zouden nieuwe sociale vaardigheden moeten leren of bestaande vaardigheden verbeteren (Bartels, 1986, 1993a).
Voor volwassen forensisch-psychiatrische patiënten speelt het systeem (gezin) van herkomst doorgaans een minder grote rol dan voor jeugdigen. Het accent verschuift voor forensisch-psychiatrische patiënten naar het sociale netwerk. Is er van een sociaal netwerk sprake en zo ja, hoe ziet dat eruit? Het sociale netwerk bij forensische patiënten is in eerste instantie voornamelijk van betekenis in het kader van risicotaxatie en -management. Met behulp van risicotaxatie-instrumenten als de HCR-20 (Webster, Douglas, Eaves & Hart, 1997) of de HKT-30 (Werkgroep Risicotaxatie Forensische Psychiatrie, 2003) wordt het risico van herhaling geschat aan de hand van een aantal empirisch onderbouwde risico-indicatoren. Als aanvulling op deze manier van risicotaxatie wordt een sociale-netwerkanalyse gebruikt: er wordt een analyse uitgevoerd van het sociale en relationele gedrag van de patiënt en zijn omgeving vóór het delict, tijdens de intramurale fase en de resocialisatiefase. Welke netwerkconfiguratie is gerelateerd aan een laag of hoog risico? Wanneer de ongunstige sociale netwerkconfiguratie, voorafgaand aan het delict, herhaald wordt in de resocialisatiefase, is dat

een sterke aanwijzing voor een (toenemend) recidiverisico. Gegevens van sociale-netwerkanalyse worden nog onvoldoende in de huidige risicotaxatiemodellen meegenomen (Spreen, Buschman & Bartels, 2003).
Een forensische sociale-netwerkanalyse (FSNA) bestaat uit drie basisvragen:

1 Met wie en met welk doel (affectie, materieel, enzovoort) gaat de patiënt relaties aan?
2 Welke sociale competenties heeft de patiënt?
3 Welke structurele omgevingen (netwerkconfiguraties) zijn sensitief voor delictsituaties, lokken bijvoorbeeld opbouw van lust, woede, onmacht, geldnood, enzovoort uit? Welke structurele omgevingen zijn protectief, gaan een delictsituatie tegen?

In een FSNA wordt de sociale netwerkconfiguratie weergegeven zoals die bestond vóór en ten tijde van het delict. Dit kan visueel-grafisch en in netwerkparameters (Milardo, 1986) worden weergegeven.
De patiënt zelf kan oprecht voornemens zijn geen delict meer te plegen, hij kan dat voor zichzelf open laten of hij kan er min of meer van uitgaan dat 'het wel weer zal gebeuren'. Zijn sociale netwerk kan daarbij risicoreducerend en risicoverhogend werken. Reducerend indien het netwerk en de patiënt wat voor elkaar betekenen en het netwerk hem wil steunen om geen delicten meer te plegen. Risicoverhogend indien het sociale netwerk de persoon niet of amper van nieuw delictgedrag weerhoudt, bijvoorbeeld als het netwerk voor een belangrijk deel bestaat uit criminelen en ex-criminelen. Of: de patiënt creëert (ensceneert) een netwerk waarin een nieuw delict mogelijk wordt. Deze twee kunnen samengaan als het bestaande netwerk deels bestaat uit (ex-)criminelen en deels geënsceneerd wordt. Een patiënt kan, net als in de aanloop naar het TBS-delict, wederom een relatie opbouwen met een alleenstaande vrouw met kinderen, waarbij hij geleidelijk de mogelijkheden om seksueel misbruik met een van de kinderen te plegen, opbouwt. In netwerkconfiguraties, weergegeven als diagrammen, is deze 'opbouw' dan te volgen.
Afgezien van de betekenis van de sociale-netwerkanalyse voor risicotaxatie kan de sociale-netwerkanalyse ook worden toegepast om het netwerk in gunstige richting te beïnvloeden: om risico's te verlagen en effectiever steun te bieden (de 'taakkant' van het balansmodel van sociale competentie verlichten).

Evaluatie

In de forensische psychiatrie wordt het sociale-competentiemodel sinds kort (2001) toegepast. Voor de behandeling van patiënten met autismespectrum- en borderline-persoonlijkheidsstoornissen lijkt het model veelbelovend. In de behandelpraktijk blijkt het bruikbaar (taak-vaardigheidsbalans analyseren, trainingen indiceren en uitvoeren, cognities bewerken, persoonlijkheidsontwikkeling bevorderen), zowel voor het ontwikkelen en uitvoeren van vaardigheidstrainingen en een behandelprogramma voor het team van sociotherapeuten.

Literatuur

Abraham, R.E. (1997). *Het ontwikkelingsprofiel.* Assen: Van Gorcum.

Bakermans-Kranenburg, M.J., & IJzendoorn, M.H. van (1994). Intergenerationele overdracht van gehechtheid: een meta-analyse naar de relatie tussen de gehechtheidsbiografie van ouders en de gehechtheidsrelatie met hun kind. In J.D. Bosch, H.A. Bosma, D.N. Oudshoorn, J. Rispens & A. Vyt (red.), *Jaarboek ontwikkelingspsychologie, orthopedagogiek en kinderpsychiatrie 1 (1994-1995)* (p. 240-258). Houten: Bohn Stafleu van Loghum.

Bakker-de Pree, B. (1987). *Constructionele gedragstherapie.* Deventer: Van Loghum Slaterus.

Bartels, A.A.J. (1986). *Sociale-vaardigheidstraining voor probleemjongeren.* Lisse: Swets & Zeitlinger.

Bartels, A.A.J. (1993a). Sociale-vaardigheidstherapie voor jeugdige delinquenten en jongeren met ernstige gedragsproblemen en hun gezinnen. In J.W.G. Orlemans, W. Brinkman, P. Eelen, W.P. Haaijman, & E.J. Zwaan (red.), *Handboek voor gedragstherapie* (p. 247-348). Houten: Bohn Stafleu van Loghum.

Bartels, A.A.J. (1993b). Gedragstherapie voor extreem gedragsgestoorde geestelijk gehandicapten: een N = 1-studie. *Gedragstherapie, 26,* 99-117.

Bartels, A.A.J. (1994). Ernstige gedragsstoornissen bij verstandelijk gehandicapte jongeren. In J.D. Bosch, H.A. Bosma, D.N. Oudshoorn, J. Rispens, & A. Vyt (red.), *Jaarboek ontwikkelingspsychologie, orthopedagogiek en kinderpsychiatrie 1 (1994-1995)* (p. 259-277). Houten: Bohn Stafleu van Loghum.

Bartels, A.A.J. (2001). Sociale competentiebevordering als forensische jeugdpsychiatrische behandeling: een verdieping en verbreding van het begrip sociale competentiebevordering. In H.P.M. van Leeuwen, N.W. Slot, & M. Uijterwijk (red.), *Antisociaal gedrag van jongeren: determinanten en interventies* (p. 95-124). Houten: Bohn Stafleu van Loghum.

Bartels, A.A.J., & Doreleijers, Th.A.H. (1998). Forensische problematiek bij licht verstandelijk gehandicapten. In S. Windemuller, B.E.B.M. Huskens, J. Grootenboer & J.M. Teeuwisse (red.), *Psychotherapie bij licht verstandelijk gehandicapte kinderen en jongeren* (p. 146-156). Assen: Van Gorcum.

Bartels, A.A.J., & Heiner, J. (1994). De condities voor optimale ontwikkeling: het belang van het kind in hulpverlening, preventie en beleid. *Jeugd en Samenleving, 24,* 282-295.

Bartels, A.A.J., & Landman, F.E.M.H. (1993). Gedragstherapie voor adolescenten: de ontwikkelingsfactor in de functie-analyse en de therapie. *Tijdschrift voor Psychotherapie, 19,* 142-150.

Bartels, A.A.J., & Tates, J.G. (1995). *Vast en zeker? Programmaontwikkeling bij ernstig probleemgedrag van verstandelijk gehandicapten.* Video-film. Utrecht: Nationaal Fonds Geestelijke Volksgezondheid (NFGV), Nationaal Centrum Geestelijke Volksgezondheid (NcGv).

Bartels, A.A.J., Heiner, J., Kruijff, G. de, Lancée, M., & Slot, N.W. (1982). Gedragsmatige sociale-vaardigheidstraining aan probleemjongeren en gezinnen: een cursus aan gezinsvoogden en onderzoek naar het effect ervan. *Jeugdbescherming en Onderzoek, 5,* 20-29.

Bartels, A.A.J., Parker Brady, M.F., & Doreleijers, Th.A.H. (1999). Sociale-vaardigheidstraining als basis voor een forensisch-jeugdpsychiatrisch dagklinisch programma. In A. Collot d'Escury-Koenings, A. van der Linden, & T. Snaterse (red.), *Van preventie tot straf: naar meer sociale vaardigheden bij jongeren* (p. 155-174). Lisse: Swets & Zeitlinger.

Bartels, A.A.J., Tates, J.G., & Heiner, W.H. (1998). *Programmaontwikkeling bij ernstig probleemgedrag van verstandelijk gehandicapten.* Cursus voor gedragswetenschappers en leidinggevenden in de zorg voor verstandelijk gehandicapten. Duivendrecht: Paedologisch Instituut.

Bartels, A.A.J., Schuursma, M.S., & Slot, N.W. (2001). Interventies ten behoeve van ernstige en gewelddadige jeugdige delinquenten. In R. Loeber, N.W. Slot & J. Sergeant (red.), *Ernstige en gewelddadige jeugdige delinquenten: ontwikkeling, risicofactoren en succesvolle interventies* (p. 291-318). Houten: Bohn Stafleu van Loghum.

Beck, J.S. (1995). *Cognitive therapy.* Londen: Guilford. Ned. vertaling: J. Geluk, *Basisboek Cognitieve therapie.* Baarn: Intro, 1999.

Braukman, C.J., Ramp, K.K., Tigner, D.M., & Wolf, M.M. (1984). The Teaching-Family Approach to training group home parents. Training Procedures, Validation Research and Outcome-Findings. In R.F. Dangel & R.A. Polster (Eds.), *Parent training, foundations of research and practice* (p. 144-161). New York: Guilford.

Freije, H., Dietz, B., & Appelo, M. (2002). Behandeling van de borderline-persoonlijkheidsstoornis met de VERS: de vaardigheidstraining emotieregulatiestoornis. *Directieve therapie, 22,* 367-378.
Crick, N.C., & Dodge, K.A. (1994). A review and reformulation of social information processing mechanisms in children's social adjustment. *Psychological Bulletin, 115,* 74-101.
Gageldonk, A. van, & Bartels, A.A.J. (1990). *Evaluatieonderzoek in de jeugdhulpverlening.* Leiden: DSWO-press.
Gageldonk, A. van, & Bartels, A.A.J. (1991). Evaluatie-onderzoek in de jeugdhulpverlening. Opzet en resultaten van een overzichtsstudie. *Kind en Adolescent, 12,* 1-18.
Gibbs, J.C., Potter, G.B., & Goldstein, A.P. (2000). *The EQUIP program: Teaching youth to think and act responsibly through a peer-helping approach.* Champaign/Urbana, IL: Research Press.
Goldstein, A.P. (1981). *Psychological skill training.* New York: Pergamon Press.
Heiner, J., & Bartels, A.A.J. (1989). Jeugdstrafrecht en het belang van het kind: het belang van het kind nader omschreven. *Tijdschrift voor Familie- en Jeugdrecht, 11,* 59-67.
Kleber, R. (2000). Het trauma voorbij: over de grenzen van de psychotraumatologie. *De Psycholoog, 35,* 8-14.
Liberman, R.P. (1996). *Trainingsmodule omgaan met antipsychotische medicatie. Vaardigheidstraining voor een zelfstandiger leven.* Leuven/Apeldoorn: Garant.
Linehan, M.M. (1993). *Cognitive behavioral therapy of borderline personality disorder.* New York: Guilford.
Linehan, M.M. (2002). *Dialectische gedragstherapie bij de borderline persoonlijkheidsstoornis.* Lisse: Swets & Zeitlinger.
Meulen, L. van der, & Bartels, A.A.J. (1993). *Werken met gedetineerden in de laatste fase van hun detentie.* Assen: Van Gorcum.
Milardo, R.M. (1986). Personal choice and social constraint in close relationships: applications of network analysis. In V.J. Derlega & B. A. Winstead (Eds.), *Friendship and social interaction* (p. 145-166). New York: Springer-Verlag.
Orobio de Castro, B. (2000). *Social information processing and emotion in antisocial boys.* Academisch proefschrift Vrije Universiteit. Duivendrecht: Paedologisch Instituut Amsterdam/Duivendrecht.
Patterson, G.R. (1982). *Coercive family process.* Eugene, OR: Castalia.
Poortman, J., Snijders, P., & Vos, C. (2002). *Vriendschap, relaties, intimiteit, seksualiteit (VRIS).* Balkbrug: Veldzicht. Bewerking voor de forensische psychiatrie van Gasthuizen, Van Bruggen, Kokken & De Schouwer (1995).
Slot, N.W. (1988). *Residentiële hulp voor jongeren met antisociaal gedrag.* Lisse: Swets & Zeitlinger.
Slot, N.W., & H.J.M. Spanjaard (2000). *Competentievergroting in de residentiële jeugdzorg.* Baarn: Intro.
Spreen, M., Buschman, J., & Bartels, A.A.J. (2003). *Sociale-netwerkanalyse in de forensische psychologie: een onderzoek naar mogelijkheden voor risicotaxatie en risicomanagement.* Groningen: Dr. S. van Mesdagkliniek.
Vermeulen, P. (2001). *Ik ben speciaal. Training en werkboek voor autisten.* Berchem: Vlaamse Dienst Autisme/Uitgeverij EPO.
Vogel, V. de, & Ruiter, C. de (2002). Verschillen tussen onderzoekers en behandelaars in het inschatten van het risico van gewelddadig gedrag. *Directieve therapie, 23,* 43-62.
Webster, C.D., Douglas, K.S., Eaves, D., & Hart, S.D. (1997). *HCR-20. Assessing the risk of violence. Version 2.* Burnaby, British Columbia, Canada: Simon Fraser University and Forensic Psychiatric Services Commission of British Columbia.
Werkgroep Risicotaxatie Forensische Psychiatrie (2003). *Handleiding HKT-30, versie 2002.* De Haag: Ministerie van Justitie, Dienst Justitiële Inrichtingen (DJI).

HOOFDSTUK 7

Vrouwen in de forensische psychiatrie

L.M.C. van den Bosch, M.P.M. den Haan en S.M.M Lammers

Inleiding

In dit hoofdstuk wordt de behandeling van vrouwen in de forensische psychiatrie besproken. Eerst passeren problemen met betrekking tot definiëring de revue, daarna presenteren wij enkele epidemiologische gegevens. Vervolgens wordt de psychopathologie die binnen deze specifieke groep veel voorkomt, besproken en komt onderzoek naar risicotaxatie aan bod. Er wordt ook ingegaan op een aantal specifieke delicttypen, specifiek omdat zij óf nauwelijks bij vrouwen voorkomen (*stalking*, seksueel geweld), óf omdat zij als 'typisch' vrouwelijk gezien worden (kinderdoding, brandstichting). Ten slotte komt de vraag aan de orde wat er aan behandeling noodzakelijk is.

Problemen bij het doen van onderzoek

Er heeft relatief weinig onderzoek naar criminaliteit bij vrouwen plaatsgevonden. De reden is waarschijnlijk dat er maar kleine aantallen vrouwen in forensische settings te vinden zijn, waardoor het moeilijk is om voldoende grote steekproeven te krijgen (zie bijvoorbeeld Putkonen, Komulainen, Virkkunen, Eronen & Lönnqvist, 2003). Daar komt nog bij, dat bij de samenstelling van steekproeven vrouwen vaak worden uitgesloten, omdat zij minder waarschijnlijk tot de dadergroep zullen behoren (Krueger, Schmutte, Caspi & Moffit, 1994). Daarnaast wordt onderzoek gehinderd door methodologische problemen. Zo worden meetinstrumenten op het gebied van persoonlijkheidsfactoren niet systematisch bij onderzoek naar en beschrijving van forensische populaties toegepast (Krueger e.a., 1994) en vindt er nauwelijks op gestandaardiseerde wijze dataverzameling plaats (Yarvis & Swanson, 1996).
Niet op de laatste plaats speelt de *gender*vervorming die op dit gebied al sinds de oudheid bestaat, een belangrijke rol. Brouns en Scholten (1997) stelden vast dat

vrijwel altijd impliciet mannelijke normen gehanteerd worden als het over criminaliteit gaat. Wanneer over 'jongeren' gesproken wordt, worden steevast jongens met gedragsproblemen bedoeld. De mogelijkheden die aangedragen worden om gedragsproblemen op te lossen en aan te pakken zijn eveneens 'mannelijk' (sportbeoefening, werk). Alhoewel meisjescriminaliteit in toenemende mate als zorgwekkend en/of problematisch ervaren wordt (Greenfeld & Snell, 1999; Hendriks, 2004; Odgers & Moretti, 2002) blijft de overtuiging bestaan dat meisjes eerder last hebben van schuldbesef, daardoor beter corrigeerbaar zijn en gevoeliger voor interventies. Kortom: in tegenstelling tot wat past bij mannen past criminaliteit niet bij het vrouwelijke rolpatroon, dat conformisme en passiviteit voorschrijft.

Maar ook in het geval van mannen worden opvattingen over wat 'criminaliteit' en 'geweld' is, en de beoordeling daarvan, beïnvloed door culturele scripts en machtsverhoudingen tussen de seksen. Nog maar sinds kort staat mishandeling door mannen binnen relaties in Nederland op de agenda van politiek en hulpverlening en pas sinds 1991 is verkrachting binnen het huwelijk strafbaar. In sommige, met name islamitische, landen worden dergelijke vormen van geweld nog steeds niet als crimineel of pathologisch beschouwd. Mannen handelen op grond van hun rechten, vrouwen (en kinderen) zijn immers hun eigendom. Partnerdoding is in zogenaamde eerculturen vanzelfsprekend wanneer het een overspelige vrouw betreft. In landen met meer egalitaire sekseverhoudingen ligt het percentage partnerdodingen door mannen aanzienlijk lager (Vandello & Cohen, 2003).

Binnen de westerse samenleving ontstaat de laatste tijd meer oog voor partnergeweld door vrouwen. Omdat gewelddadigheid van vrouwen niet verenigbaar is met het traditionele beeld van vrouwelijkheid bestaat er weerstand om dit gedrag als crimineel te beschouwen. Geweld tegen partners wordt dan ook vaak opgevat als zelfverdediging of als een gevolg van PTSS. Zo staan in het *battered woman syndrome* (Walker, 1984) symptomen als controleverlies, hulpeloosheid en depressiviteit centraal. Dit creëert en onderhoudt echter een (te) eenzijdig beeld van vrouwen als slachtoffers die voor hun daden niet verantwoordelijk gehouden kunnen worden. Roberts (1996) liet bijvoorbeeld zien dat mishandelde vrouwen die hun partner om het leven hadden gebracht in belangrijke opzichten verschilden van vrouwen die dit niet hadden gedaan. Het verschil lag in de factoren die algemeen als risicofactoren voor criminaliteit worden beschouwd: schooluitval, een wisselende werkgeschiedenis en drugsproblemen (onder anderen Serran & Firestone, 2004). Hieruit valt te concluderen dat slachtofferschap wél een rol speelt, maar niet als énige bepaalt of een vrouw haar mishandelende partner om het leven brengt.

Dat meisjes- en vrouwencriminaliteit pas recent is ontdekt als probleem en als onderzoeksobject zou in verband kunnen staan met de grotere seksegelijkheid, maar ook met de feitelijk geregistreerde toename ervan sinds de jaren tachtig van de vorige eeuw (Beck, Karberg & Harrison, 2002; Mertens, Grapendaal & Docter-Schamhardt, 2000). Dat neemt niet weg dat crimineel gedrag nog steeds als typisch mannelijk wordt beschouwd. In verschillende artikelen wordt gewezen op de tendens vrouwen minder te straffen vanwege agressief gedrag en hen eerder te zien als lijdend aan een psychische stoornis (Matthaei, 2003; Puri, Baxter & Cordess, 1995). Zij lopen meer kans gelabeld te worden als 'psychotisch' of 'gevaarlijk', en komen daardoor in gesloten inrichtingen van de GGz terecht (Cordall, 1999). Er zijn echter veranderingen gaande op dit gebied. Matthaei (2003) noemt het gegeven dat vrouwen tegenwoordig ook als rechter deelnemen aan het rechtssysteem als een reden voor de veranderende cijfers: strafbaar gedrag dat door mannelijke rechters vooral als uiting van een psychische stoornis werd gezien, zou door vrouwelijke rechters eerder opgevat worden als crimineel gedrag.

Epidemiologie

Het aantal meisjes dat in justitiële jeugdinrichtingen aangetroffen wordt is in de loop van de jaren weliswaar hoger geworden, maar meisjes blijven in de minderheid. In opvangvoorzieningen voor jeugdigen is de verhouding tussen jongens en meisjes 750 vs. 195 (79% vs. 21%); bij behandelingsinstellingen voor jeugdigen zien we respectievelijk 888 jongens (73%) en 325 meisjes (27%) (Dienst Justitiële Inrichtingen, 2001, 2004).
Het Wetenschappelijk Onderzoeks- en Documentatiecentrum (WODC) van het Ministerie van Justitie constateert dat de meest opmerkelijke verandering in de afgelopen jaren betrekking heeft op de toenemende geweldscriminaliteit onder meisjes (Mertens e.a., 2000). Voor een subgroep van meisjes geldt dat de gepleegde delicten zeer ernstig zijn en vaak gepaard gaan met geweld. Over het algemeen hebben zij weinig schoolopleiding en gebruiken ze bij tijden excessief drank en drugs. Omdat van meisjescriminaliteit minder snel aangifte wordt gedaan, wordt bij deze groep meisjes vaak te laat ingegrepen (Mertens e.a., 2000). De prognose van deze meisjes wordt ook in de internationale literatuur uiterst negatief geacht (Cauffman, Feldman, Waterman & Steiner, 1998; Chamberlain & Moore, 2002; Kataoka e.a., 2001; Lader, Singleton & Meltzer, 2003). Ten aanzien van gewelddadige vrouwen wordt zelfs gesteld dat de snelheid en kans op recidive vergelijkbaar is met die van mannen (Putkonen e.a., 2003).
Dit staat in schril contrast met het algemene beeld van de ongevaarlijke vrouw. In met name de Angelsaksische literatuur wordt gesproken over een explosieve toename van het aantal vrouwen dat met justitie in aanraking komt (Beck e.a., 2002; Brinded, Simpson, Laidlaw, Fairley & Malcolm, 2001; Siegel & Williams, 2003). In Nederland lijkt zich de laatste jaren ook een stijging te hebben voorgedaan. Volgens cijfers van het Centraal Bureau voor de Statistiek (zie Matthaei, 2003) is het aantal vrouwen in detentie tussen 1995 en 2004 bijna tweeëneenhalf keer zo groot geworden (van 440 naar 1145). Het percentage vrouwen onder de gedetineerden is in deze periode gestegen van 5 naar 7. De overgrote meerderheid van deze vrouwen (en overigens ook van de meeste mannen) was gedetineerd wegens een vermogensdelict. Slechts een zeer klein deel (< 1%) werd veroordeeld wegens geweldsdelicten als moord, doodslag, vernieling en brandstichting. Nog steeds maken relatief weinig vrouwen zich schuldig aan strafbare feiten; vaker dan bij mannen gaat het om niet-gewelddadige criminaliteit.

Terbeschikkingstelling

Het percentage vrouwen aan wie de strafrechtelijke maatregel terbeschikkingstelling (TBS) is opgelegd, is over de jaren 1995-2000 vrijwel constant gebleven, namelijk 5-6% (Van Emmerik & Brouwers, 2001). In 2004 verbleven in totaal 83 vrouwen (tegen 1241 mannen) op basis van TBS met dwangverpleging in de forensisch-psychiatrische instellingen in Nederland (6%). Nederland beschikt over vier forensisch-psychiatrische instellingen waar vrouwen verpleegd worden: FPI Oldenkotte, de Dr. Henri van der Hoeven Kliniek, FPC Veldzicht en Hoeve Boschoord. Daarnaast hebben ook de FPK Eindhoven, FPK Assen en de FPK Amsterdam bedden voor vrouwelijke forensisch-psychiatrische patiënten. Van de vrouwelijke patiënten die zich in Oldenkotte en Eindhoven bevinden (deze vormen 65% van het totale aantal terbeschikkinggestelde vrouwen) is 48% veroordeeld voor moord of doodslag (in 81% van de gevallen was het slachtoffer een bekende; bij 9% betrof het een kinderdoding). Brandstichting komt in 39% van de gevallen voor, waarbij een opmerkelijk gegeven is dat een groot deel van de daders (± 60%) zelf hulpdiensten, zoals brandweer en politie inschakelde. Bij 44% van de vrouwen was geen sprake van eerdere veroordelingen (FPI Oldenkotte, interne rapportage).

Ambulante forensische psychiatrie

In de ambulante forensische psychiatrie vinden we eveneens een relatief gering aantal vrouwen. In een onderzoek naar de samenstelling en karakteristieken van de populaties van de forensische poliklinieken in Nederland (Plemper, 2001) werd geconstateerd dat het aantal vrouwen dat ingeschreven staat zo gering is dat differentiatie geen zin had. Een onderzoek binnen de populatie van de forensische polikliniek De Tender in Deventer, begin 2004, leert dat 12,5% van de totaal 1850 vanaf de start van de polikliniek ingeschreven patiënten vrouw is. Vrouwen worden echter ook ingeschreven als zij als partner van een mannelijke patiënt meekomen (bijvoorbeeld bij behandeling van incestdaders), of anderszins betrokken zijn bij de behandeling. Het percentage vrouwelijke daders is met andere woorden waarschijnlijk heel klein.

Sociodemografische gegevens

Van de terbeschikkinggestelden is 6% vrouw. In sociodemografisch opzicht lijken er evenwel geen sekseverschillen te bestaan onder terbeschikkinggestelden. Zij zijn in meerderheid tussen de 20 en 30 jaar, het intelligentieniveau ligt over het geheel genomen lager dan gemiddeld in vergelijking met de algemene bevolking, en dat geldt ook voor het opleidingsniveau (Van Emmerik, 2003). Van alle terbeschikkinggestelden was 75% ten tijde van het delict ongehuwd en niet eerder gehuwd geweest. Slechts 25% had inkomen uit arbeid. Voorafgaand aan de TBS-maatregel had 72% al contacten gehad met de reguliere geestelijke gezondheidszorg; in bijna de helft van de gevallen had dat geleid tot ten minste één opname in een APZ. De meesten zijn in hun jeugd al regelmatig met justitie in aanraking gekomen. Dit roept het beeld op van sociaal geïsoleerde, alleenstaande, werkloze mensen die gevangen zitten in een geschiedenis van criminaliteit en psychische problematiek.
Uit buitenlands onderzoek komen wel sekseverschillen onder veroordeelden naar voren. Veroordeelde vrouwen komen vaker uit gebroken gezinnen en begaan

minder geweldsdelicten dan mannen. Automutilatie en suïcidepogingen komen vaker voor. Vrouwen worden vaker veroordeeld voor brandstichting en vernieling (Coid, Kathan, Gault & Jarman, 2000). Ook lijkt er nadrukkelijk verschil tussen de seksen te zijn wat betreft een voorgeschiedenis van seksueel en fysiek misbruik (onder anderen Brooke, 2000; Cauffman e.a., 1998). Vast staat verder dat vrouwelijke gedetineerden hogere percentages PTSS vertonen (Cauffman e.a., 1998; Giannulli, 2001) in vergelijking met mannelijke gedetineerden. Meisjes blijken meer risico te lopen op het ontwikkelen van psychische problemen en PTSS ten gevolge van geweld en misbruik in de jeugd. Onderzoek geeft aan dat jongens vaker alleen getuige waren van geweld en dat meisjes vaker direct slachtoffer zijn (Cauffman e.a., 1998).
Binnen het onderzoek naar de invloed van PTSS op de carrière van jeugdige vrouwelijke delinquenten neemt dat van Cauffman e.a. (1998) een bijzondere plaats in omdat hierin behalve naar individuele factoren ook wordt gekeken naar maatschappelijke factoren. De stijging van vrouwelijke criminaliteit is ook een sociologisch fenomeen. Daarom dienen niet alleen individuele factoren, maar ook maatschappelijke ontwikkelingen – zoals het feit dat blootstelling aan geweld in een gewelddadiger wordende maatschappij steeds waarschijnlijker wordt – in de analyse betrokken te worden.
Voorbereiding op een stijging van het percentage vrouwelijke delinquenten, en het nemen van maatregelen op het gebied van preventie en behandeling liggen dan ook voor de hand.

Etiologie en psychopathologie

Bij persoonlijkheidsstoornissen van forensisch-psychiatrische patiënten (vrouwen én mannen) is vaak sprake van co-morbiditeit: bij vrouwen betreft het vaak combinaties van de borderline, antisociale, paranoïde, theatrale en afhankelijke persoonlijkheidsstoornis (Coid, Kathan, Gault & Jarman, 1999; Collman, 1997). Dit gaat veelvuldig gepaard met middelenmisbruik. Auteurs op het gebied van forensische problematiek zijn het erover eens dat, hoewel er een duidelijk verband bestaat tussen gewelddadige criminaliteit en psychische stoornissen, middelenmisbruik de belangrijkste risicofactor vormt (zie Noffsinger & Resnick, 1999 voor een overzicht).
De psychische problematiek lijkt bij vrouwen ernstiger dan bij mannen, ondanks het feit dat vrouwen eerder hulp zoeken (Kataoka e.a., 2001; Lader e.a., 2003; Maden, Swinton & Gunn, 1994).
Gegevens vanuit de vrouwenafdelingen binnen het gevangeniswezen en de forensisch-psychiatrische instellingen waar vrouwen behandeld worden bieden een meer gedetailleerd inzicht. Matthaei (2003) constateert op de intensieve begeleidingsafdeling (IBA) in de penitentiaire inrichtingen bij 40% van de vrouwen een psychotische stoornis; bij 43% middelenafhankelijkheid en bij 53% een cluster-B-persoonlijkheidsstoornis. Er lijkt bij veel vrouwen sprake van een relatie tussen brandstichting en cluster-B-problematiek (expliciet moet worden gemeld dat het hier gaat om zogenaamde *low level* borderline patiënten).
De gegevens over de vrouwelijke patiënten die zich in 2004 in het FPC Oldenkotte en de FPK Eindhoven bevinden geven een vergelijkbaar beeld: bij 40% is

sprake van verslavingsproblematiek; 37% lijdt (leed) aan een psychotische stoornis (met name schizofrenie) en 48% voldoet aan de criteria van een borderline persoonlijkheidsstoornis, meestal in combinatie met andere persoonlijkheidsstoornissen (FPI Oldenkotte, interne rapportage). Prevalentiecijfers van persoonlijkheidsstoornissen in de algemene bevolking in Nederland ter vergelijking ontbreken.

Onderzoek in de Verenigde Staten laat zien dat vrouwen die voor de rechter verschijnen wegens het plegen van een misdrijf, en met name geweldsmisdrijven, meer kans hebben op een diagnose stemmingsstoornis of persoonlijkheidsstoornis als primaire diagnose, en dat zij zelfs drie keer zo vaak een diagnose borderline persoonlijkheidsstoornis krijgen (Coid e.a., 2000; Seig, Ball & Menninger, 1995). Het zou kunnen dat bij gedetineerden of terbeschikkinggestelden diagnoses van persoonlijkheidsstoornissen nogal eens op verkeerde gronden gesteld worden. Men gaat dan af op de klinische beoordeling van symptomen die zich ontwikkelen ten gevolge van de interactie tussen de gesloten, intramurale setting, de psychopathologie van de patiënt en diens *coping*stijl. Moeite met het verdragen van frustratie en met emotie- en gedragsregulatie kunnen zich manifesteren als terugkerende suïcidegedachten en automutilatie. Dit lijken dan borderline symptomen. Vaak waren deze problemen oorspronkelijk echter niet aanwezig. Ook antisociaal gedrag kan zich ontwikkelen als reactie op een detentieomgeving, waardoor dan ten onrechte de diagnose antisociale persoonlijkheidsstoornis wordt gesteld (Krueger e.a., 1994; Mulder, Wells, Joyce & Bushnell, 1994). Omdat de klinische beoordeling nogal eens tot een vertekend beeld leidt, of zelfs tot revictimisatie (Butterfield, Pantzer & Forneris, 1999; Giacalone, 1997), kan geconcludeerd worden dat er bij TBS in een vroeg stadium diagnostiek dient plaats te vinden met behulp van gestandaardiseerde instrumenten (Meloy & Boyd, 2003), zoals de *Composite International Diagnostic Interview* (CIDI; World Health Organization, 1990) en de *Structured Interview for DSM-IV Personality* (SIDP-IV; Pfohl, Blum & Zimmerman, 1995).

Casus

Irma is 34 jaar oud. Zij deed haar eerste suïcidepoging toen zij 12 jaar oud was, waarna opname in een psychiatrisch ziekenhuis volgde. Op 16-jarige leeftijd startte Irma met het gebruik van alcohol en (incidenteel) speed. Zij stopte met het gebruik van harddrugs op 25-jarige leeftijd, maar drinkt nog steeds veel alcohol. Vanaf het moment waarop de problematiek manifest werd, heeft zij in totaal 16 opnames ondergaan. Tijdens de opnames is zij meerdere malen in conflict geraakt met de behandelaars, hetgeen er onder andere toe leidde dat zij een behandelaar aangeklaagd heeft bij de inspectie. Vanwege haar voorgeschiedenis, alsmede vanwege het feit dat zij gediagnosticeerd is als alcoholverslaafde cliënt, weigeren de psychiatrische ziekenhuizen haar op te nemen. Geen van haar vroegere ambulante individuele therapeuten wil nog contact met haar. Een van de redenen die hierbij een rol speelt is dat zij ten aanzien van hulpverleners soms grensoverschrijdend gedrag heeft laten zien (buiten afspraken op de polikliniek om voortdurend bellen, brieven en kaarten schrijven). Ten gevolge van haar impulsieve gedrag (automutilatie, verstoring van de openbare orde, winkeldiefstal en vernieling/*stalking*: zij heeft onder andere met verf ernstig beledigende teksten over haar ex-vriend op schuttingen gespoten) brengt zij geregeld een nacht op het politiebureau door.

Irma heeft enkele relaties gehad, waarvan de langste drie jaar geduurd heeft. Alle relaties op één na werden gekenmerkt door hetzelfde einde: de partner verliet haar. In haar laatste relatie was sprake van hoog oplopende spanningen en heftige ruzies, vooral na gebruik van alcohol. Zij heeft een aantal malen hulp gezocht, maar onttrekt zich vervolgens aan behandeling. Na het laatste conflict, waarna haar vriend haar verlaten heeft, stak zij haar huis in brand. Een terbeschikkingstelling met voorwaarden is gevolgd.

Risicofactoren, risicotaxatie en recidivisme

Het recidiverisico van vrouwen die ontslagen zijn uit TBS is volgens Bosman en Elshof (1996) lager dan bij mannen. Zij analyseerden onder meer gegevens uit het recidiveonderzoek van Leuw (1995). Van de 20 vrouwen werd er slechts één (5%) opnieuw veroordeeld (tegen 32% van de mannen), waarbij er geen sprake was van ernstige recidive (tegenover 16% ernstige recidive bij de mannen). Verder kwam zowel uit de gegevens van de 15 opgenomen vrouwen die op dat moment in Oldenkotte aanwezig waren als uit de data van Leuw naar voren dat vrouwen een veel minder ernstige justitiële voorgeschiedenis hadden, zoals een hogere leeftijd bij de eerste veroordeling en minder eerdere veroordelingen. Ook De Vogel en De Ruiter (in druk) vonden een laag recidiverisico voor vrouwelijke terbeschikkinggestelden. Van de 15 vrouwen bij wie dit onderzocht werd werden er 2 (13%) opnieuw veroordeeld voor een geweldsmisdrijf tegen 9 (43%) van een groep gematchte mannen. Een onderzoek naar het recidiverisico onder Finse vrouwelijke veroordeelden, die tussen 1982 en 1992 een (poging tot) moord hadden begaan leverde echter op, dat dit risico bij hen even groot was als bij hun mannelijke 'collega's' (Putkonen e.a., 2003).
Risicofactoren voor gewelddadig gedrag door vrouwen zijn volgens verscheidene auteurs (Blumenthal & Lavender, 2000; Kemppainen, Jokelainen, Isohanni, Järvelin & Räsanen, 2002) niet anders dan die bij mannen: crimineel gedrag voorafgaand aan het delict; alcohol- en/of drugsmisbruik; een toestandsbeeld met imperatieve hallucinaties 'van bekenden' en wanen waarin de controle door anderen overgenomen is; jonge leeftijd.
Onderzoek naar de validiteit en bruikbaarheid van voor mannelijke populaties ontworpen (risicotaxatie-)instrumenten voor vrouwelijke delinquenten is nog schaars en levert tegenstrijdige resultaten op (zie voor een review hiervan De Vogel en De Ruiter, in druk). Het meest onderzocht hiervan is de herziene versie van de Psychopathie Checklist (PCL-R; Hare, 1991, 2003), een instrument waarmee de mate van psychopathie van een individu is vast te stellen. Uit een groot aantal studies komt naar voren dat psychopathie een belangrijke risicofactor is voor mannelijke delinquenten (bijvoorbeeld Hildebrand, De Ruiter & De Vogel, 2003; Salekin, Rogers & Sewell, 1996). Of dit voor vrouwen ook zo is, is de vraag (Grann, 2000; O'Connor, 2003). Het genoemde onderzoek van De Vogel en De Ruiter (in druk) liet zien dat de PCL-R-score van 42 vrouwelijke (ex-)patiënten van de Dr. Henri van der Hoeven Kliniek geweldsincidenten tijdens behandeling en veroordelingen voor geweld na ontslag niet significant beter voorspelde dan toeval. Er is ook enig onderzoek naar de validiteit van het psychopathieconstruct voor vrouwen. Psychopathie bestaat uit een mengeling van persoonlijkheidskenmerken, onder meer onvermogen om diepgaande emotionele relaties met anderen aan te gaan en ontbreken van berouw en schuldgevoel, en gedragskenmerken, met name een impulsieve, antisociale levensstijl (Hare, 1991). De essentie van psychopathie ligt in tekorten op het gebied van de affectiviteit. De affectieve

reacties van psychopaten zijn beperkt, zowel in mate als in duur. Dit is in laboratoriumonderzoek bevestigd bij mannen. Bij vrouwelijke daders zijn de resultaten ook op dit punt tegenstrijdig. Vitale en Newman (2001) konden bij vrouwelijke gevangenen de typisch psychopathische affectieve reacties niet vaststellen. Sutton, Vitale, en Newman (2002) vonden bij vrouwen echter wél de voor mannelijke psychopaten kenmerkende verminderde schrikreflex op onplezierige stimuli.

Voorts is enig onderzoek verricht naar een veelgebruikt risicotaxatie-instrument, de *Historical Clinical Risk Management-20* (HCR-20; Webster, Douglas, Eaves & Hart, 2000). Strand en Belfrage (2001) constateren in een retrospectieve studie dat de HCR-20 bij vrouwen dezelfde risicofactoren voor geweld laat zien als bij mannen. Nicholls, Ogloff, en Douglas (2004) codeerden de HCR-20 voor 268 gedwongen opgenomen psychiatrische patiënten. Zij vonden voor mannen geen relatie en voor vrouwen een matige tot sterk significante relatie tussen deze instrumenten en gewelddadig gedrag in de instelling. Gewelddadig gedrag na ontslag uit de instelling was middelmatig tot sterk gecorreleerd aan de (pseudo-prospectieve) score op de HCR-20 zowel voor mannen als voor vrouwen. De resultaten van het door De Vogel en De Ruiter uitgevoerde onderzoek (in druk) zijn hiermee tegenstrijdig. Zij vonden dat voor vrouwelijke ex-terbeschikkinggestelden *alleen* de uiteindelijke HCR-20-risicotaxatie (hoog, matig of laag risico) een significante voorspeller van gewelddadig gedrag van vrouwen tijdens of na beëindiging van de TBS was (AUC = .86), terwijl bij mannen zowel de scores op de subschalen, de totaalscore als de uiteindelijke risicobeoordeling een hoge predictieve validiteit hadden (AUC's variërend van .75 tot .91).

Specifieke delicten

Brandstichting

Op de gespecialiseerde vrouwenafdelingen binnen het gevangeniswezen en de forensisch-psychiatrische instellingen waar vrouwen behandeld worden, bevinden zich naar verhouding veel vrouwelijke brandstichters. Dit lijkt een gevolg van selectie. Onderzoek naar daders van brandstichting (Puri e.a., 1995) laat geen oververtegenwoordiging aan vrouwen zien binnen de totale groep van brandstichters. In een onderzoek onder 36 brandstichters (72% mannen, 28% vrouwen) vonden zij dat 70% van de onderzochte groep een psychiatrische voorgeschiedenis en een psychische stoornis had. Sociodemografische gegevens kwamen voor mannen en vrouwen overeen, met uitzondering van het gegeven dat van de vrouwen 44% een geschiedenis had van seksueel misbruik en een kleiner gedeelte van de vrouwen een criminele voorgeschiedenis.

Onder brandstichters (mannen en vrouwen) komen, in vergelijking met plegers van levensdelicten, vier keer zoveel psychotische stoornissen voor, drie keer zoveel chronische of ernstige depressies en tweemaal zoveel verstandelijke handicaps (Räsanen, Hakko & Vaisanen, 1995). Van de brandstichtsters heeft 85% eerder psychiatrische hulpverlening gehad. Tevens zijn zij vaak laag opgeleid, zonder werk, en bij een derde was de brandstichting kennelijk een poging tot suïcide. Alcoholgebruik lijkt ten aanzien van brandstichting ook een risicofactor, gezien de hoge prevalentiepercentages van 40 tot 84 (Puri e.a., 1995; Räsanen e.a., 1995). De aanleidingen om brand te stichten lijken divers en niet binnen een categorie te vangen.

Homicide

Naar vrouwen die een levensdelict hebben gepleegd is weinig onderzoek gedaan. Eronen (1995) beschrijft een cohort van 127 vrouwen die (een poging tot) homicide hebben gepleegd over een periode van 13 jaar in Finland (zie ook Putkonen e.a., 2003; Eronen, Hakola & Tiihonen, 1996). Deze groep vrouwen had een tienmaal zo hoge kans op schizofrenie of een persoonlijkheidsstoornis als de algemene vrouwelijke populatie. Afhankelijkheid/misbruik van alcohol verhoogde het risico met een factor 48. Angststoornissen kwamen in deze groep juist minder voor dan in de algemene vrouwelijke populatie.

Filicide

Filicide betekent letterlijk 'doding van zoon of dochter'. De term wordt gebruikt voor alle kinderdodingen (ook van volwassen kinderen). In Nederland zijn er gemiddeld 250 gevallen van niet-natuurlijke dood – op alle mogelijke manieren, dus ook door verkeersongelukken – van kinderen per jaar (Koenraadt, Dil & Wolleswinkel, 2004). Ongeveer 3% van de moord en doodslag in Nederland in de periode 1992-2001 betrof kinderdoding (totale aantal = 85). Bij slechts 9% daarvan was de dader vrouw. Zo'n 80% vindt thuis plaats. Doding door buitenstaanders, niet door (stief)ouders, vindt meestal plaats in de context van een seksueel delict.

Neonaticide en infanticide

Onder neonaticide wordt kinderdoding verstaan die plaatsvindt binnen 24 uur na de bevalling. Infanticide is doding binnen het eerste levensjaar. Neonaticide gebeurt meestal door jonge alleenstaande moeders, die geen steunend netwerk hebben. In bijna alle gevallen is er bij deze vrouwen sprake van depersonalisatie, dissociatie en intermitterende amnesie rondom de geboorte (Koenraadt, 2003; Koenraadt e.a., 2004; Spinelli, 2001); de zwangerschap wordt ontkend en de bevalling 'overkomt hen'.

Neonaticide kan tijds-, cultuur- en economisch bepaald zijn (zie bijvoorbeeld McKee & Shea, 1998; Oberman, 2003). Een actieve vorm van neonaticide kwam in Nederland vroeger veel voor onder dienstbodes, die geen middelen van bestaan behielden als hun moederschap uitkwam. In landen als India en China, maar ook in Hongarije, kan een verband worden gelegd met de neonaticide/filicide van met name dochters op grond van het ongewenst-zijn van de sekse (India), de overheidspolitiek (China), en een mengeling van factoren waaronder aanscherping van de abortuswet, forse stijging van de prijs van de anticonceptiepil en veelvuldig (seksueel) geweld tegen vrouwen thuis en op het werk (Hongarije). Andere motieven voor neonaticide zijn *mercy killing* bij een ernstig gehandicapt kind, een doding onder invloed van een psychose of (pseudo-)religieuze/sektarische invloeden.

Onderzoek uitgevoerd in het Pieter Baan Centrum (PBC) naar 145 verdachten van kinderdodingen (77 mannelijke en 68 vrouwelijke verdachten) liet een aan-

tal opmerkelijke verschillen tussen mannelijke en vrouwelijk verdachten zien. Bij de mannelijke verdachten was het kind vaker ouder; ook waren er vaker meerdere slachtoffers (Koenraadt e.a., 2004).
In het onderzoek van Barraclough en Harris (2002) naar homicide/suïcide-incidenten (*N* = 144) in Engeland en Wales in de periode 1975-1992 komt naar voren dat 88% hiervan binnen de familiekring plaatsvindt. Opvallend is de lage sociaaleconomische klasse van de betrokkenen. Mannen maken slachtoffers onder hun (voormalige) vrouwelijke partners en hun kinderen, vrouwen doden met name hun jonge kinderen. Van de mannen die door homicide overlijden in deze periode sterft 3% door een dergelijk incident, van de vrouwen 11% en van de kinderen 19%. Van alle suïcides overlijdt 0,8% van de mannen en 0,4% van de vrouwen in de context homicide-suïcide. In Barraclough's onderzoek (2002) werd een suïcide na meer dan drie dagen niet meer gezien als gerelateerd aan een homicide. Onderschatting van het aantal aan homicide gerelateerde suïcides binnen deze studie is dan ook te verwachten. Een andere algemene basis van onderschatting van het suïcidegevaar ligt in het gegeven dat de combinatie van homicide en suïcide niet altijd als zodanig wordt herkend (bijvoorbeeld bij een auto-ongeluk). Alleen de ouders die er om verschillende redenen niet in slagen zichzelf te doden, komen in het forensische kader terecht. Logisch gevolg is dan dat ten aanzien van (preventieve) hechtenis en behandeling van vrouwen die een kind hebben gedood zeker met suïcidegevaar rekening gehouden moet worden.

Casus

Madeleine, 24 jaar, trouwt met een iets oudere man en verhuist daarvoor naar een onbekende stad. Zij heeft aldaar geen steunend netwerk. Haar man slaat haar, zij moet thuisblijven. Ze wordt zwanger, bevalt van een kind en besluit bij haar man weg te gaan. Zij verblijft enkele dagen in een Blijf-van-mijn-lijf-huis, krijgt een eigen woning en een uitkering. Zij krijgt last van stemmen, die vertellen dat zij seksueel misbruikt wordt, evenals haar dochter. Zij durft steeds minder het huis uit. De druk neemt toe en ze besluit naar de politie te gaan. Die stuurt haar naar huis, met een afspraak voor de volgende dag bij de hulpverlening. 's Avonds gooit zij van alles uit het raam, diezelfde nacht doodt ze haar kind en probeert ze zich van het leven te beroven. Dat lukt niet. De volgende dag belt ze zelf de politie. Terbeschikkingstelling met dwangverpleging volgt.

Vrouwelijke stalkers

De meest gangbare definitie van *stalking* luidt: 'het wederrechtelijk stelselmatig inbreuk maken op een anders' persoonlijke levenssfeer met het oogmerk die ander te dwingen iets te doen, niet te doen of te dulden dan wel vrees aan te jagen' (Baas, 1998, p. 1-2), of meer geconcretiseerd: een reeks van herhaalde (minstens 10 keer), aanhoudende (ten minste gedurende 4 weken), vaak escalerende handelingen of pogingen met het slachtoffer in contact te komen, die de persoonlijke levenssfeer van het slachtoffer wezenlijk aantasten (zie bijvoorbeeld Kamphuis & Emmelkamp, 2000, p. 207; Meloy & Gothard, 1995, p. 259; Mullen, Pathé, Purcell & Stuart, 1999, p. 1245). De overweldigende meerderheid van de slachtoffers is vrouw, de meerderheid van de daders is man (Mullen e.a., 1999). Veel slachtoffers van stalking hebben ernstige psychische klachten als gevolg van het 'gestalkt' worden. Pathé en Mullen (1997) vonden naast depressieve en angstklachten, dat 37% van de slachtoffers aan de definitie van PTSS voldeed.

In de Verenigde Staten roept 30% van de vrouwelijke en 20% van de mannelijke slachtoffers psychologische hulp in als gevolg van het feit dat zij worden belaagd. Het grootste gedeelte van de – overigens beperkte – informatie waarover wij beschikken, handelt over de situatie in de Verenigde Staten. De laatste jaren is het besef gegroeid dat ook vrouwen, zij het in mindere mate, stalken. Het percentage vrouwelijke stalkers wordt geschat op 10-22% van de totale groep stalkers (Baas, 1998; Mullen e.a., 1999) Sommige auteurs evenwel zijn van mening dat het percentage in werkelijkheid veel hoger ligt. Binnen forensisch-psychiatrische settings is dat in ieder geval wel zo (Harmon, Rosner & Owens, 1998; Zona, Sharma & Lane, 1993). In de literatuur wordt ook hier een *gender issue* aangegeven (Purcell, Pathé & Mullen, 2001). Degenen die slachtoffer zijn van een vrouwelijke stalker worden vaak met scepsis en onverschilligheid tegemoetgetreden door politie en hulpverlening, mannelijke slachtoffers wordt gezegd dat zij zich gevleid zouden moeten voelen. Wanneer het gaat om stalking bij vrouwen door iemand van gelijk geslacht wordt vaak automatisch de conclusie getrokken dat de reden van de stalking in de homoseksuele sfeer ligt. Bovendien lijken vrouwelijke stalkers vrijwel niet strafrechtelijk vervolgd te worden in vergelijking met mannen.

Het prototype van de stalker kan omschreven worden als iemand van midden dertig, met een gemiddelde tot bovengemiddelde intelligentie, die nooit getrouwd is geweest of gescheiden. De gemiddelde mannelijke stalker is werkloos in tegenstelling tot de vrouwelijke stalker (Kamphuis & Emmelkamp, 2000; Purcell e.a., 2001).

Er valt een onderscheid te maken tussen psychotische stalkers (as-I-stoornissen: met name schizofrenie, bipolaire stoornis, depressieve stoornis) en stalkers met ernstige persoonlijkheidspathologie (as-II-stoornissen: met name afhankelijke-, borderline- en narcistische-persoonlijkheidsstoornissen). Wanneer de primaire stoornis de persoonlijkheidsstoornis is, gaat zij vaak gepaard met co-morbiditeit, zoals middelenmisbruik of -afhankelijkheid en affectieve stoornissen (Kamphuis & Emmelkamp, 2000; Mullen e.a., 1999; Purcell e.a., 2001). Vrouwen en mannen verschillen niet van elkaar waar het om demografische kenmerken gaat, noch ten aanzien van de psychiatrische status. Er zijn wel aanwijzingen dat mannen, in vergelijking met vrouwen, vaker een criminele voorgeschiedenis (geweld) hebben, en alcohol en/of drugs misbruiken (Meloy & Gothard, 1995; Meloy & Boyd, 2003; Purcell e.a., 2001). Vrouwelijke stalkers lijken zich meer te richten op bekenden (95%), professionele contacten (40%), en op slachtoffers van hetzelfde geslacht (48%). Purcell e.a. (2001) constateren dat het merendeel van de vrouwelijke stalkers (76%) met een hulpverlener, professional of collega een intieme, liefdevolle relatie tot stand probeert te brengen of wraak neemt omdat zij zich slecht behandeld voelt. Vrouwen zetten expliciete bedreigingen minder vaak om in daadwerkelijk fysiek geweld. In geen enkel geval wordt seksueel gemotiveerde aanranding als doel van de stalking door vrouwen genoemd. Vrouwelijke stalkers zijn, net als hun mannelijke collega's, te typeren als sociaal geïsoleerde individuen, met een hoog percentage psychische stoornissen. Dat zij veelvuldig met hulpverleners in contact komen is gezien deze typering niet verwonderlijk. Vrouwen lijken meer dan mannen een potentieel gevaar voor behandelaars te vormen.

Seksueel misbruik gepleegd door vrouwen is relatief veel minder onderzocht dan door mannen. Een van de problemen waar onderzoekers op dit gebied mee te kampen hebben zit in de aard van het delict. Zowel bij vrouwen als bij mannen worden de delicten vaak niet aangegeven, en de enige data die aanwezig zijn betreffen daders die aangehouden zijn en binnen een forensische setting geplaatst. Uit de cijfers blijkt dat van alle plegers 1-3% vrouw is (Rowan, Rowan & Langelier, 1990; Leuw, Bijl & Daalder, 2004). De kenmerken van de groep vrouwelijke zedendelinquenten in Groot-Brittannië wijken op een aantal punten af van die van de mannelijke forensisch-psychiatrische populatie: zij zijn jonger (ook adolescenten zijn onder de daders te vinden: gemiddelde leeftijd is 28 jaar); middelenmisbruik komt maar weinig voor (7%) en intellectuele beperkingen komen bij deze groep relatief veel voor (± 45%, zie Lewis & Stanley, 2000; Travin, Cullen & Protter, 1990). Van hen is 70% ongehuwd of gescheiden, afkomstig uit een gebroken gezin en heeft weinig opleiding. Een groot deel heeft eerder behandeling ondergaan (74%), onder andere ten gevolge van suïcidegedachten of suïcidepogingen (45%). Een veelvoud aan diagnoses wordt bij deze vrouwen genoemd, variërend van verstandelijke handicaps tot persoonlijkheidsstoornissen, psychose, affectieve stoornis, en onaangepaste persoonlijkheidskenmerken, maar op de vraag of zij ernstiger stoornissen hebben dan mannelijke seksuele delinquenten geeft de literatuur geen antwoord.

Bij vrouwelijke seksuele delinquenten bestaat een grote kans (80%) dat zij als kind slachtoffer zijn geweest van seksueel en fysiek misbruik en in de huidige situatie fysieke mishandeling en bedreigingen ondergaan van hun mannelijke partner (Lewis & Stanley, 2000). Veel van deze vrouwen (47%) plegen dan ook het misbruik als co-dader (onder druk van een andere, mannelijke dader). Bij meer dan de helft van de vrouwen (58%) vindt het misbruik plaats bij eigen kinderen.

Bij de behandeling speelt met name de verminderde intellectuele capaciteit een rol. Deze vrouwen zijn, ook gezien hun geschiedenis, extreem moeilijk te helpen, hebben lang zorg nodig en behandeling binnen een gespecialiseerde unit met ervaren en hoog gekwalificeerd personeel (Beail & Warden, 1995; Jehu, 1991). Het is duidelijk dat naast aandacht voor het verhogen van de zelfwaardering door middel van het (sociale-)vaardigheidsniveau, training op intermenselijk en relatiegebied en aanleren van zelfcontroletechnieken, ook de misbruikgeschiedenis zorgvuldig onderzocht en behandeld moet worden.

Behandeling

Het behandelen van vrouwen in de forensische psychiatrie dient *lege artis* te gebeuren afhankelijk van de gestelde diagnose. Globaal onderscheiden we twee soorten interventies: *1* medicamenteus en *2* psychotherapeutisch. Adequaat farmacotherapeutisch behandelen heeft, naast het positieve effect op het psychiatrische beeld, waarschijnlijk een secundair positief effect op de afname van agressie. Van een direct effect op agressie kan nog niet gesproken worden aangezien voldoende onderzoek op dit gebied ontbreekt (Tuinier, 2003). Het is bekend dat vrouwen en mannen kunnen verschillen in de benodigde dosis en in hun reactie op geneesmiddelen (Veefkind, 2001). Helaas is er nog weinig onderzoek naar dit soort sekseverschillen. Het komt nog steeds voor dat er alleen onderzoek bij mannelijke patiënten wordt verricht, bijvoorbeeld bij het onderzoek naar de effecten van risperidon en andere nieuwe antipsychotica (Beck e.a., 1997; Pinals & Buckley, 1999). Veefkind (2001) stelt dan ook als praktische oplossing voor om farmacokinetische geslachtsgebonden verschillen te omzeilen door in farmacotherapeutische behandelrichtlijnen de 'streefdosis' te vervangen door 'streefconcentratie'.

Behandeling van vrouwen in forensische klinieken vindt in Nederland op vergelijkbare wijze plaats als die van mannen. Patiënten brengen hun delictketen in kaart, er worden risicomomenten onderscheiden, er wordt impulscontrole geleerd (erkennen, herkennen, alternatieve mogelijkheden oefenen: gedragstherapeutische technieken) en er wordt aandacht besteed aan middelenmisbruik. Soms zijn er seksespecifieke groepen. Individuele therapie maakt deel uit van het aanbod, naast verschillende vormen van non-verbale therapie. De behandeling richt zich meestal op de onderliggende psychiatrische conditie, binnen het raamwerk van de beveiligingsnoodzaak. Behandeling geeft de patiënten een verklaring voor hun delicten, legt schuld waar die hoort, laat rouwverwerking plaatsvinden en anticipeert op problemen die in de toekomst kunnen ontstaan. Hoewel veel vrouwen die in een beveiligde setting geplaatst worden niet hetzelfde niveau van beveiliging nodig hebben als mannen, bijvoorbeeld door een geringere vluchtgevaarlijkheid (Lart, Payne, Beaumont, MacDonald & Mistry, 1998), is hun behoefte aan intensieve zorg mogelijk groter dan bij mannen. Vanwege hun sterkere gedragsderegulering (meer gewelddadige incidenten in de kliniek en zelfbeschadigend gedrag; Coid e.a., 2000), is er een hogere stafpatiëntratio nodig. Het geringe aantal vrouwen binnen forensische settings maakt het problematisch om gedifferentieerde behandelmilieus te creëren waarin specifiek op de bij hen veel voorkomende stoornissen gerichte behandelingen uitgevoerd kunnen worden.

Uit (nog) beperkt onderzoek lijkt naar voren te komen dat vrouwelijke forensisch-psychiatrische patiënten (Siegel & Williams, 2003) en forensische patiënten in het algemeen (Eccleston & Sorbello, 2002) beter gaan functioneren, wanneer meer aandacht besteed wordt aan psycho-educatie (en scholing) en training in zelfcontrole. De demografische beschrijving van de vrouwen leert dat gericht aandacht besteden aan hoe deze vrouwen met elkaar kunnen leren omgaan (opheffen van isolement, vergroten van sociale vaardigheden) tot verhoging van het zelfbeeld kan leiden. Dit versterkt op zijn beurt het toekomstperspectief van de vrouwen, in die zin dat bij hen de verwachting toeneemt dat zij na hun behandeling effectieve keuzes zullen maken om niet opnieuw met justitie in aanraking te komen. De toepassing van (een aangepaste vorm van) dialectische gedragstherapie binnen forensische settings (McCann, Ball & Ivanoff, 2000; Mulder, 2003) lijkt effectief te zijn in het verminderen van de ernst van de problematiek van de patiënten (zowel vrouwen als mannen) en in het creëren van een effectief behandelmilieu, met als bijeffect een mogelijk verminderd *burnout*risico voor de forensische werkers (bijvoorbeeld Van den Bosch, 2003; McCann e.a., 2000; Trupin, Stewart, Beach & Boesky, 2002). Meer verbreide toepassing van programma's zoals Liberman-modules en dialectische gedragstherapie, die zich richten op vaardigheidstoename, ondersteuning, validatie en regulering op gedrags-, intermenselijk en emotioneel gebied, en aandacht besteden aan de aan het misdrijf ten grondslag liggende psychische factoren (PTSS, BPS, een psychotische stoornis, voorgeschiedenis van misbruik, sociaal isolement), lijkt dan ook aangewezen.

Conclusie

Binnen de forensisch-psychiatrische populatie is het percentage vrouwen gering. Uit de literatuur blijkt dat deze groep vrouwen zich van hun mannelijke medepatiënten op een aantal voor het recidiverisico belangrijke facotoren onderscheidt: er is sprake van hogere prevalentie van psychische stoornissen, van hoge co-morbiditeit, en de patiënten hebben vaker hulp gezocht bij de GGz. De conclusie dat meer gedifferentieerde zorg nodig is en dat er voor deze patiënten een significante uitbreiding van hulp in detentie en in de psychiatrie gerealiseerd moet worden, lijkt echter nog wat voorbarig. Het literatuuroverzicht in dit hoofdstuk laat vooral zien dat de aard en ernst van de psychische problematiek van vrouwelijke forensisch-psychiatrische patiënten nauwkeuriger en op grotere schaal zou moeten worden onderzocht.

Literatuur

Baas, N.J. (1998). *Stalking. Slachtoffers, daders en maatregelen tegen deze vorm van belagen.* Onderzoeksnotities Wetenschappelijk Onderzoeks- en Documentatiecentrum. Den Haag: Ministerie van Justitie, WODC.

Barraclough, B., & Harris, E.C. (2002). Suicide preceded by murder: The epidemiology of homicide-suicide in England and Wales 1988-1992. *Psychological Medicine, 32,* 577-584.

Beail, N., & Warden, S. (1995). Sexual abuse of adults with learning disabilities. *Journal of Intellectual Disability Research, 39,* 382-387.

Beck, N.C., Greenfield, S.R., Gotham, H., Menditto, A.A., Stuve, P., & Hemme, C.A. (1997). Risperidone in the management of violent, treatment-resistant schizophrenics hospitalized in a maximum security forensic facility. *Journal of the American Academy of Psychiatry and the Law, 25,* 461-468.

Beck, A., Karberg, J., & Harrison, P. (2002). *Prison and jail inmates at midyear 2001.* Washington, DC: Bureau of Justice Statistics.

Blumenthal, S., & Lavender, T. (2000). *Violence and mental disorder: A critical aid to the assessment and management of risk. Forensic Focus 2.* Chicago: University of Chicago Press.

Bosch, L.M.C. van den (2003). Pretherapie aan TBS-gestelden met een persoonlijkheidsstoornis via het Linehan-model: Dialectische gedragstherapie binnen een forensisch-psychiatrisch kader. In T.I. Oei & M.S. Groenhuijsen (red.), *Actuele ontwikkelingen in de forensische psychiatrie* (p. 441-458). Deventer: Gouda Quint.

Bosman, S., & Elshof, A. (1996). *Vrouwen in de TBS: een ongekende situatie.* Interne rapportage FPI Oldenkotte.

Brinded, P.M., Simpson, A.I., Laidlaw, T.M., Fairley, N., & Malcolm, F. (2001). Prevalence of psychiatric disorders in New Zealand prisons: A national study. *The Australian and New-Zealand Journal of Psychiatry, 35,* 166-173.

Brooke, D. (2000). Epidemiology and comorbidity. *Current Opinion in Psychiatry, 13,* 553-556.

Brouns, M.L.M., & Scholten, M. (1997). Mannelijkheid en de kwaliteit van beleid. *Justitiële Verkenningen, 23,* 93-102.

Butterfield, M.I., Panzer, P.G., & Forneris, C.A. (1999). Victimization of women and its

impact on assessment and treatment in the psychiatric emergency setting. *Psychiatric Clinics of North America, 22,* 875-896.
Cauffman, E., Feldman, S.S., Waterman, J., & Steiner, H. (1998). Posttraumatic stress disorder among female juvenile offenders. *Journal of the American Academy of Child and Adolescent Psychiatry, 37,* 1209-1216.
Centraal Bureau voor de Statistiek (CBS) (2004). *Kenmerken van de gedetineerde bevolking.* Voorburg/Heerlen: CBS.
Chamberlain, P., & Moore, K.J. (2002). Chaos and trauma in the lives of adolescent females with antisocial behavior and delinquency. *Journal of Aggression, Maltreatment and Trauma, 6,* 79-108.
Coid, J., Kathan, N., Gault, S., & Jarman, B. (1999). Patients with personality disorder admitted to secure forensic psychiatric services. *British Journal of Psychiatry, 175,* 528-536.
Coid, J., Kathan, N., Gault, S., & Jarman, B. (2000). Women admitted to secure forensic psychiatry services. I. Comparison of women and men. *Journal of Forensic Psychiatry, 11,* 275-295.
Collman, P.B. (1997). MCMI-II personality disorders and associated validity scale configurations of denial and complaint among female felony offenders. (Doctoral dissertation, Pacific Graduate School of Psychology, 1997). *Dissertations Abstracts International, 57,* 5320.
Cordall, J. (1999). Angry women mentally disordered offenders: A need to do more? *British Journal of Nursing, 8,* 658-663.
Dienst Justitiële Inrichtingen. (2001). *Feiten in cijfers.* Den Haag: Ministerie van Justitie.
Dienst Justitiële Inrichtingen. (2004). *Feiten in cijfers.* Den Haag: Ministerie van Justitie.
Eccleston, L., & Sorbello, L. (2002). The RUSH program - Real Understanding of Self-Help: A suicide and self-harm prevention initiative within a prison setting. *Australian Psychologist, 37,* 237-244.
Emmerik, J.L. van (2003). Tbs-gestelden: een gemêleerd gezelschap. In H. Groen & M. Drost (red.), *Handboek forensische geestelijk gezondheidszorg* (p. 33-50). Utrecht: De Tijdstroom.
Emmerik, J.L. van, & Brouwers, M. (2001). *De terbeschikkingstelling in maat en getal. Een beschrijving van de TBS-populatie in de periode 1995-2000.* Den Haag: Ministerie van Justitie, Dienst Justitiële Inrichtingen.
Eronen, M. (1995). Mental disorders and homicidal behavior in female subjects. *American Journal of Psychiatry, 152,* 1216-1218.
Eronen, M., Hakola, P., & Tiihonen, J. (1996). Mental disorders and homicidal behavior in Finland. *Archives of General Psychiatry,* 53, 497-501.
Giacalone, R.C. (1997). A study of clinicians' attitudes and sex bias in the diagnosis of borderline personality disorder and posttraumatic stress disorder. (Doctoral dissertation, The Wright Institute, 1997). *Dissertation Abstracts International, 57,* 7725.
Giannulli, M.M. (2001). Mood-affective and anxiety disorders in female juvenile offenders: Prediction of crime indexes. (Doctoral dissertation, the Ohio State University, 2001). *Dissertations Abstracts International, 62,* 2057.
Grann, M. (2000). The PCL-R and gender. *European Journal of Psychological Assessment, 16,* 147-149.
Greenfeld, L.A., & Snell, T.L. (1999). *Women offenders.* Washington, DC: Department of Justice, Bureau of Justice Statistics.
Hare, R.D. (1991). *The Hare Psychopathy Checklist-Revised.* Toronto, Ontario, Canada: Multi Health Systems.
Hare, R.D. (2003). *Hare Psychopathy Checklist-Revised (PCL-R): 2nd edition.* Toronto, Canada: Multi-Health Systems.
Harmon, R.B., Rosner, R., & Owens, H. (1998). Sex and violence in a forensic population of obsessional harassers. *Psychology, Public Policy and Law, 4,* 236-249.
Hendriks, J. (2004). Meisjes als zedendelinquent: een exploratieve studie. *Tijdschrift voor Seksuologie,* 28, 67-64.
Hildebrand, M., Ruiter C. de, & Vogel, V. de (2003). Recidive van verkrachters en aanranders na TBS: De relatie met psychopathie en seksuele deviatie. *De Psycholoog, 38,* 114-125.
Jehu, D. (1991). Clinical work with adults who were sexually abused in childhood. In C.R. Hollin & K. Howells (Eds.), *Clinical approaches to sex offenders and their victims* (p. 229-260). Oxford: Wiley.

Kamphuis, J.H., & Emmelkamp, P.M.G. (2000). Stalking - a contemporary challenge for forensic and clinical psychiatry. *The British Journal of Psychiatry*, 176, 206-209.
Kataoka, S.H., Zima., B.T., Dupre, D.A., Moreno, K.A., Yang, X., & McCracken, J.T. (2001). Mental health problems and service use among female juvenile offenders: Their relationship to criminal history. *Journal of the American Academy of Child and Adolescent Psychiatry*, 40, 549-555.
Kemppainen, L., Jokelainen, J., Isohanni, M., Järvelin, M.R., & Räsanen, P.L. (2002). Predictors of female criminality: Findings from the Northern Finland 1966 birth cohort. *Journal of the American Academy of Child and Adolescent Psychiatry, 41*, 854-859.
Koenraadt, F.A.M.M. (2003). Doding van een pasgeborene: een verborgen delict. In T.I. Oei & M.S. Groenhuijsen (red.), *Actuele ontwikkelingen in de forensische psychiatrie* (p. 200-228). Deventer: Kluwer.
Koenraadt, F.A.M.M, Dil, L., & Wolleswinkel, R. (2004, april). Kinderdoding: tussen stoornis en delict. Cursus 32[e] Voorjaarscongres van de Nederlandse Vereniging voor Psychiatrie. Maastricht.
Krueger, R.F., Schmutte, P.S., Caspi, A., & Moffit, T.E. (1994). Personality traits are linked to crime among men and women: Evidence from a birth cohort. *Journal of Abnormal Psychology, 103*, 328-338.
Lader, D., Singleton, N., & Meltzer, H. (2003). Psychiatric morbidity among young offenders in England and Wales. *International Review of Psychiatry, 15*, 144-147.
Lart, R., Payne, S., Beaumont, B., MacDonald, G., & Mistry, T. (1998). *Women and secure psychiatric services: A literature review.* Report to the NHS Centre for Reviews and Dissemination, School for Policy Studies, Bristol University.
Leuw, E. (1995). *Recidive na ontslag uit TBS.* Arnhem: Gouda Quint.
Leuw, E., Bijl, R.V., & Daalder, A. (2004). *Pedoseksuele delinquentie, toedracht en strafrechterlijke interventies.* Den Haag: ministerie van Justitie, WODC.
Lewis, C.F., & Stanley, C.R. (2000). Women accused of sexual offences. *Behavioural Sciences and the Law, 18*, 73-81.
Maden, A., Swinton, M., & Gunn, J. (1994). A criminological and psychiatric survey of women serving a prison sentence. *British Journal of Criminology, 34*, 172-191.
Matthaei, I. (2003). Sekse specifieke forensische psychiatrie. In H. Groen & M. Drost (red.), *Handboek forensische geestelijke gezondheidszorg* (p. 353-358). Utrecht: De Tijdstroom.
McCann, R.A., Ball, E.M., & Ivanoff, A. (2000). DBT with an inpatient forensic population: The CMHIP forensic model. *Cognitive and Behavioural Practice, 7*, 447-456.
McKee, G.R., & Shea, J.S. (1998). Maternal filicide: A cross-national comparison. *Journal of Clinical Psychology, 54*, 679-687.
Meloy, J.R., & Boyd, C. (2003). Female stalkers and their victims. *Journal of the American Academy of Psychiatry and the Law, 31*, 211-219.
Meloy, J.R., & Gothard, S. (1995). Demographic and clinical comparison of obsessional followers and offenders with mental disorders. *American Journal of Psychiatry, 152*, 258-263.
Mertens, N.M., Grapendaal, M., & Docter-Schamhardt, B.J.W. (2000). *Meisjescriminaliteit in Nederland.* Den Haag: Ministerie van Justitie, WODC.
Mulder, T. (2003). *DGT in de Mesdag.* Groningen: Intern rapport (onderzoeksscriptie).
Mulder, R.T., Wells, J.E., Joyce, P.R., & Bushnell, J.A. (1994). Antisocial women. *Journal of Personality Disorders*, 8, 279-287.
Mullen, P.E., Pathé, M., Purcell, R., & Stuart, G.W. (1999). Study of stalkers. *American Journal of Psychiatry, 156*, 1244-1249.
Nicholls, T.L., Ogloff, J.R.P., & Douglas, K.S. (2004). Assessing risk for violence among male and female civil psychiatric patients: The HCR-20, PCL:SV, and VSP. *Behavioural Sciences and the Law, 22*, 127-158.
Noffsinger, S.G., & Resnick, P.J. (1999). Violence and mental illness. *Current Opinion in Psychiatry, 12*, 683-687.
Oberman, M. (2003). Mothers who kill: Cross-cultural patterns in and perspectives on contemporary maternal filicide. *International Journal of Law and Psychiatry, 26*, 493-514.
O'Connor, D.A. (2003). The female psychopath: Validity and factor structure of the revised psychopathy checklist (PCL-R) in women inmates (Florida State University, 2003). *Dissertation Abstracts International, 63*, 6101.

Odgers, C.L., & Moretti, M.M. (2002). Aggressive and antisocial girls: Research update and challenges. *International Journal of Forensic Mental Health, 1*, 103-119.

Pathé, M., & Mullen, P.E. (1997). The impact of stalkers on their victims. *British Journal of Psychiatry, 170*, 12-17.

Pfohl, B., Blum, N., & Zimmerman, M. (1995). *Structured Interview for DSM-IV Personality (SIDP-IV)*. Iowa: University of Iowa.

Pinals, D.A., & Buckley, P.F. (1999). Novel antipsychotic agents and their implications for forensic psychiatry. *Journal of the American Academy of Psychiatry and the Law, 27*, 7-22.

Plemper, E. (2001). *Ambulante forensische psychiatrie*. Utrecht: Verwey Jonker Instituut.

Purcell, R., Pathé, M. & Mullen, P.E. (2001). A study of women who stalk. *American Journal of Psychiatry, 158*, 2056-2060.

Puri, B.K., Baxter, R., & Cordess, C.C. (1995). Characteristics of fire-setters: A study and proposed multiaxial psychiatric classification. *British Journal of Psychiatry, 166*, 393-396.

Putkonen, H., Komulainen, E.J., Virkkunen, M., Eronen, M., & Lönnqvist, J. (2003). Risk of repeat offending among violent female offenders with psychotic and personality disorders. *American Journal of Psychiatry, 160*, 947-951.

Räsanen, P., Hakko, H., Isohanni, M., Hodgins, S., Jarvelin, M.R., & Tiihonen, J. (1999). Maternal smoking during pregnancy and risk of criminal behaviour among adult male offsprings in the Northern Finland 1966 birth cohort. *American Journal of Psychiatry, 156*, 857-862.

Räsanen, P., Hakko, H., & Vaisanen, E. (1995). The mental state of arsonists as determined by forensic psychiatric examinations. *Bulletin of the American Academy of Psychiatry and the Law, 23*, 547-553.

Roberts, A.R. (1996). Battered women who kill: A comparative study of incarcerated participants with a community sample of battered women. *Journal of Family Violence, 11*, 291-304.

Rowan, E.L., Rowan, J.B., & Langelier, P. (1990). Women who molest children. *Bulletin of the American Academy of Psychiatry and the Law, 18*, 79-83.

Salekin, R.T., Rogers, R., & Sewell, K.W. (1996). A review and meta-analysis of the Psychopathy Checklist and Psychopathy Checklist-Revised: Predictive validity of dangerousness. *Clinical Psychology: Science and Practice, 3*, 203-215.

Seig, A., Ball, E., & Menninger, J.A. (1995). A comparison of female versus male insanity acquittees in Colorado. *Bulletin of the American Academy of Psychiatry and the Law, 23*, 523-532.

Serran, G., & Firestone, P. (2004). Intimate partner homicide: A review of the male proprietariness and the self-defense theories. *Aggression and Violent Behavior, 9*, 1-15.

Siegel, J.A., & Williams, L.M. (2003). The relationship between child sexual abuse and female delinquency and crime: A prospective study. *Journal of Research in Crime and Delinquency, 40*, 71-94.

Spinelli, M.G. (2001). A systematic investigation of 16 cases of neonaticide. *American Journal of Psychiatry, 158*, 811-813.

Strand, S., & Belfrage, H. (2001). Comparison of HCR-20 scores in violent mentally disordered men and women: Gender differences and similarities. *Psychology, Crime, and Law, 7*, 71-79.

Sutton, S.K., Vitale, J.E., & Newman, J.P. (2002). Emotion among women with psychopathy during picture perception. *Journal of Abnormal Psychology, 111*, 610-619.

Travin, S., Cullen, K., & Protter, B. (1990). Female sex offenders: Severe victims and victimizers. *Journal of Forensic Sciences, 35*, 140-150.

Trupin, E.W., Stewart, D.G., Beach, B., & Boesky, L. (2002). Effectiveness of dialectical behaviour therapy program for incarcerated female juvenile offenders. *Child and Adolescent Mental Health, 7*, 121-127.

Tuinier, S. (2003). Agressief gedrag: van narratief naar neurowetenschap. In T.I. Oei & M.S. Groenhuijsen (red.), *Actuele ontwikkelingen in de forensische psychiatrie* (p. 595-683). Deventer: Kluwer.

Vandello, J.A., & Cohen, D. (2003). Male honour and female fidelity: Implicit cultural scripts that perpetuate domestic violence. *Journal of Personality and Social Psychology, 84*, 997-1010.

Veefkind, A.H. (2001). Geslachtsgebonden verschillen in farmacokinetiek en farmacodynamiek. *Tijdschrift voor Psychiatrie, 43*, 163-171.
Vitale, J.E., & Newman, J.P. (2001). Response perseveration in psychopathic women. *Journal of Abnormal Psychology, 110*, 644-647.
Vogel, V. de, & Ruiter, C. de (in druk). The HCR-20 in personality disordered female offenders: A comparison with a matched sample of males. *Clinical Psychology and Psychotherapy.*
Walker, L. (1984) *The battered women syndrome.* New York: Springer Verlag.
Webster, C.D., Douglas, K.S., Eaves, D., & Hart, S.D. (1997). *HCR-20. Assessing the risk of violence. Version 2.* Burnaby, British Columbia, Canada: Simon Fraser University and Forensic Psychiatric Services Commission of British Columbia.
World Health Organization (1990). *Composite International Diagnostic Interview (CIDI), Version 1.0.* Geneva: World Health Organization.
Yarvis, R.M., & Swanson, A.J. (1996). Psychiatric aspects of homicide. *Current Opinion in Psychiatry, 9*, 389-392.
Zona, M.A., Sharma, K.K., & Lane, J. (1993). A comparative study of erotomanic and obsessional subjects in a forensic sample. *Journal of Forensic Sciences, 38*, 894-903.

HOOFDSTUK 8

Interculturalisatie van de forensische psychiatrie: hulpverlening aan allochtone patiënten

F.A.M. Kortmann

Inleiding

Criminaliteit onder etnische minderheden[1] staat in de belangstelling (Bovenkerk, 2002). Over de omvang en de oorzaak ervan bestaat geen eenduidigheid, maar zeker is dat bij sommige groepen de criminaliteit hoger is dan gemiddeld. Als het indexcijfer voor heel Nederland (in 1996) voor 12-24-jarigen wordt gesteld op 100, dan is dit cijfer voor Turken van deze leeftijdscategorie 180, voor Surinamers 300, voor Antillianen 466 en voor Marokkanen 480 (Bovenkerk, 2003). De afzonderlijke groepen hebben soms vrij specifieke misdaadprofielen. Sommige groepen plegen meer geweldsdelicten, anderen meer vermogensdelicten en georganiseerde drugscriminaliteit. Daarnaast plegen etnische minderheden in het algemeen meer delicten die gerelateerd zijn aan culturele gebruiken en gewoonten die hen in aanvaring brengen met het Nederlandse strafrecht, zoals eerwraak, huiselijk geweld, verboden wapenbezit en kindermishandeling. Hun recidivegraad ligt ook hoger dan gemiddeld, aldus Bovenkerk (2002).
Over het verband tussen etniciteit en criminaliteit bestaan uiteenlopende theorieën (Bovenkerk, 2002). Sommige auteurs ontkennen enig verband (Young, 1999). Anderen veronderstellen alleen een indirect verband. Zo stelt Junger-Tas (2002) dat algemene negatieve socio-economische factoren (werkloosheid, armoede, slechte huisvesting), als ook individuele kenmerken (zoals een disharmonieuze ontwikkeling in de kindertijd), indirect bijdragen aan criminaliteit van alle denkbare groepen, dus van autochtone én allochtone Nederlanders. Weer anderen zien een direct verband tussen raciale en culturele factoren en criminaliteit (Short, 1997), bijvoorbeeld door de immigratie van criminelen uit andere landen, en intergenerationele cultuurconflicten bij allochtonen in Nederland. Ook in de groep delictplegers die met de Nederlandse justitie in aanraking komt

1 De termen 'etnische minderheid', 'minderheid' en 'allochtoon' worden in dit hoofdstuk door elkaar gebruikt.

zijn etnische minderheden oververtegenwoordigd. In 2001 was 35% van de gevangenen allochtoon, tegen 11% allochtonen in de algemene Nederlandse bevolking (Ministerie van Justitie, 2001). In 1999 was ruim twee derde van de jongeren in justitiële jeugdinrichtingen allochtoon, terwijl zij slechts een vijfde uitmaken van het totale aantal minderjarigen in Nederland (Ministerie van Justitie, 2001). Ruim 32% van de terbeschikkinggestelden is allochtoon (Ministerie van Justitie, 2001).

De psychiatrische morbiditeit onder de allochtone justitiabelen is eveneens hoog. Ruim een derde van alle 'Afro-Caribbean' gevangenen in Groot-Brittannië lijdt aan een geesteziekte, met name psychotische stoornissen (Cope, 2001). In Nederland zien we een soortgelijk patroon. De oververtegenwoordiging van etnische minderheden in de justitiële en forensisch-psychiatrische voorzieningen zou toe te schrijven zijn aan de combinatie van de volgende kenmerken: man, allochtoon, *arrest prone* en lijdende aan een geesteziekte (Grapendaal, 1989). Deze hoge prevalentiecijfers zijn reden om speciale aandacht te besteden aan de hulpverlening aan patiënten uit etnische minderheden in de forensische psychiatrie.

Integratie

Algemeen wordt gesteld dat etnische minderheden moeten integreren in de Nederlandse samenleving. Maar hoe? Sommigen vinden dat minderheden zich moeten aanpassen en zich moeten invoegen in de bestaande Nederlandse cultuur. Anderen denken dat integratie alleen mogelijk is wanneer allochtone en autochtone Nederlanders beiden een bijdrage leveren aan een nieuwe multiculturele samenleving. Ook in de psychiatrie komt men deze twee opvattingen tegen. Een deel van de psychiaters gaat ervan uit dat allochtone patiënten in principe gebruik kunnen maken van de westerse voorzieningen. De culturele verschillen tussen minderheden en autochtone Nederlanders zouden niet veel groter zijn dan die tussen verschillende subgroepen binnen de autochtone bevolking. Onze westerse diagnostische systemen en onze richtlijnen, meetinstrumenten en behandelprotocollen zouden ook bruikbaar zijn bij allochtonen, zij het soms met enige aanpassingen. Andere psychiaters hebben een meer relativistische kijk op hun vak. Zij denken dat de Nederlandse psychiatrie niet zonder meer toepasbaar is bij minderheden. Volgens hen is het noodzakelijk dat instellingen gaan *intercultualiseren.* Interculturaliseren betekent in dit verband dat instellingen de specifieke zorgbehoefte van allochtonen in kaart brengen, de zorginhoud daarop aanpassen, een goed registratiesysteem hiervoor ontwikkelen en een aangepast beleid voeren inzake deskundigheidsbevordering en personeelswerving (GGz Nederland, 2001).

De *universalisten* en *relativisten* in de psychiatrie staan evenwel niet lijnrecht tegenover elkaar. Ze beseffen dat beiden voor een deel gelijk hebben. Dit leidt ons tot de volgende vragen: in hoeverre kunnen allochtone patiënten gebruik maken van de bestaande Nederlandse forensisch-psychiatrische voorzieningen, conform het universalistische standpunt, en in hoeverre zijn er aanpassingen nodig, conform het relativistische standpunt? En hoe zouden deze aanpassingen in het laatste geval gerealiseerd moeten worden?

Universalisme en relativisme

Een op feiten gebaseerd antwoord op bovenstaande vragen is moeilijk te geven omdat er weinig empirisch onderzoek is verricht in de transculturele psychiatrie, laat staan in de transculturele forensische psychiatrie. In de psychiatrische praktijk wordt bij de behandeling van allochtonen veel te werk gegaan op basis van *trial and error* (Kortmann, 2003). In dit hoofdstuk wordt een theoretisch referentiekader aangereikt. Aan de hand daarvan kan een groot aantal van de problemen die hulpverleners in de forensisch-psychiatrische praktijk tegenkomen, worden ingedeeld. Vanuit dit referentiekader worden praktische oplossingsstrategieën aangereikt die vervolgens op hun effectiviteit kunnen worden onderzocht.
Uitgangspunt voor dit theoretisch kader is een analyse van het begrippenpaar universalisme en relativisme van Procee (1991; figuur 8-1). De verschillende begrippen die hieruit voortkomen bieden een handvat voor de benadering van de problemen op het gebied van bejegening, diagnostiek en behandeling die men in de forensisch-psychiatrische praktijk kan tegenkomen.

Figuur 8-1 Differentiatie in universalisme en relativisme.

universalisme		*relativisme*	
1 absoluut	*2* communicatief	*1* communicatief	*2* absoluut

Het universalisme heeft twee varianten:

1 *Absoluut universalisme.* Het ware en goede is een universeel gegeven dat uitstijgt boven de bestaande werkelijkheid. Wij zullen het absoluut ware nooit volledig kunnen doorgronden. Een voorbeeld hiervan is het absoluut Goede, Schone of Ware van Plato. Over absolute zaken is per definitie geen discussie mogelijk. Absoluut universalistische opvattingen hebben daarom een fundamentalistisch karakter (Procee, 1991).

2 *Communicatief universalisme.* Het ware en goede wordt als universeel gegeven alleen zichtbaar in een dialoog tussen mensen. Zo'n dialoog moet gebaseerd zijn op waarheid en waarachtigheid, zonder dwang, en leiden tot consensus, zoals beschreven door de filosoof Habermas (1971). Een voorbeeld hiervan is de Universele Verklaring van de Rechten van de Mens, tot stand gekomen in een dialoog binnen de Verenigde Naties.

In het relativisme worden eveneens twee varianten onderscheiden:

1 *Communicatief relativisme.* Procee noemt dit het *afhankelijk relativisme*. Het ware en goede is relatief, omdat elk mens vanuit zijn cultuur eigen codes en regels hanteert voor de beoordeling daarvan. Elk vogeltje zingt zoals het cultureel gebekt is. In discussies over het juiste en goede bereikt men daarom geen consensus. Dat betekent echter niet dat de kloof tussen de opvattingen van mensen uit verschillende culturen onoverbrugbaar is. Partijen kunnen in dialoog (communicatief) tot een compromis komen waar beiden zich in kunnen vinden. Zulke compromissen worden in het dagelijks leven veelvuldig gesloten, bijvoorbeeld in kwesties rond de opvoeding van kinderen. Via geven en nemen komen de beide ouders er meestal wel uit.

2 *Absoluut relativisme.* Procee noemt dit het *divers relativisme.* Het ware en goede verschilt radicaal per cultuur. Oordelen over zaken uit een andere dan de eigen cultuur is per definitie onmogelijk. Doet men dit toch dan legt men ten onrechte zijn eigen normen en waarden op aan anderen. Meningsverschillen over het juiste en goede zijn verankerd in cultuurverschillen, en zijn daarom principieel onoverbrugbaar. Absoluut relativisme sluit, net als absoluut universalisme, elke toenadering van standpunten uit en heeft daarom eveneens een fundamentalistisch karakter. Dit ziet men bijvoorbeeld in discussies over sterk controversiële, cultuurgebonden kwesties, zoals eerwraak en vrouwenbesnijdenis.

Wat kan deze analyse betekenen voor de beantwoording van de bovengestelde vragen? Een absoluut universalistische en een absoluut relativistische benadering van problemen bieden, zoals gezegd, geen enkele ruimte voor enigerlei discussie, dus ook niet voor een discussie over de vraag in hoeverre patiënten uit niet-westerse culturen kunnen profiteren van de westerse forensische psychiatrie. De wegen die hiervoor overblijven zijn die van het communicatief universalisme en communicatief relativisme. Welke van de twee de meest geëigende is hangt samen met twee zaken: *1* de soort aandoening en *2* de aard van de activiteit van de hulpverlener. Wat betreft het laatste onderscheidt Von Gebsattel (1954) drie soorten activiteiten, gerelateerd aan de fase in het geneeskundig proces. In fase 1 probeert de hulpverlener een vertrouwensrelatie aan te gaan met de patiënt. In fase 2 vertaalt hij het verhaal en gedrag van de patiënt en de bevindingen uit het lichamelijk onderzoek in een diagnose en stelt hij op grond daarvan een behandelplan op. In fase 3 voert hij de behandeling uit. Deze dient aan twee voorwaarden te voldoen: ze moet professioneel zijn, met het oog op de effectiviteit ervan, en ze moet in voldoende mate aansluiten bij de verwachtingen van de patiënt, met het oog op diens motivatie.
Uiteraard zijn deze fasen in de psychiatrische praktijk niet zo scherp van elkaar te scheiden en lopen ze veelal door elkaar heen. In het kader van dit hoofdstuk worden ze echter afzonderlijk besproken, omdat men in elke fase specifieke cultuurgebonden verschijnselen en problemen tegen kan komen die om een oplossing vragen.

Vertrouwensrelatie

Een vertrouwensrelatie is het fundament voor elke behandeling. Gebrek aan vertrouwen heeft immers een nadelig effect op de motivatie van de patiënt en op zijn therapietrouw. Het vestigen van een vertrouwensrelatie wordt in de forensische psychiatrie vaak bemoeilijkt door de aard van de stoornis en het gedwongen karakter van de hulpverlening. Nog moeilijker wordt het om het vertrouwen van de forensisch-psychiatrische patiënt te winnen wanneer deze uit een andere cultuur komt, een andere taal spreekt en/of andere normen en waarden heeft. Bij dit laatste gaat het vaak over eenvoudige dingen, zoals wel of geen hand geven, met de deur in huis vallen, tutoyeren, elkaar aankijken tijdens een gesprek of het zich houden aan afgesproken tijden. In de forensische psychiatrie zijn vaak eveneens meer fundamentele normverschillen aan de orde, zoals de waarde die gehecht wordt aan eerlijkheid (bekennen), het bewaren van de eer (voorkomen van gezichtsverlies), het betrachten van openheid jegens een 'vreemde' hulpverlener of het betrekken van ouders en andere familieleden bij het nemen van beslissingen.

In de omgang met personen uit andere culturen heeft ieder mens zijn eigen etnocentrische reflex. Dat wil zeggen dat hij zijn eigen waarden, normen en omgangsvormen als normaal, goed en juist beschouwt, en die van de ander diskwalificeert als primitief of minderwaardig. Deze impliciete of expliciete minachting van het gedachtegoed en het gedrag van mensen uit andere culturen kan het aangaan van een vertrouwensrelatie met deze groep in de forensische psychiatrie in de weg staan. Nog moeilijker wordt dit wanneer vooroordelen en negatieve overdrachtsgevoelens de relatievorming in de weg staan. Zo verwachten allochtone patiënten die in het dagelijks leven veelvuldig gediscrimineerd zijn door Nederlanders dit vaak ook in contact met autochtone hulpverleners. Ze stellen zich dientengevolge wantrouwend en afwachtend op, hetgeen hulpverleners vaak interpreteren als teken van onvoldoende motivatie.

Bij autochtone hulpverleners kan de etnocentrische reflex daarom een vertrouwensrelatie met allochtone patiënten in de weg staan. Zo ergeren autochtonen zich vaak aan het vage en als overdreven ervaren ziektegedrag van allochtone patiënten, omdat laatstgenoemden zich niet houden aan hun norm dat een patiënt zich altijd zo flink mogelijk dient te houden. Door cultuurverschillen neemt hun empathie voor 'vreemde' patiënten af. Overigens zien we dit fenomeen niet alleen in de hulpverlening aan allochtonen, maar ook in die aan bijvoorbeeld vrouwen. Vrouwen hebben vaak een voorkeur voor een vrouwelijke hulpverlener omdat ze zich door hen beter begrepen voelen. Om dezelfde reden nemen psychotherapeuten het liefst jonge, goed opgeleide cliënten in inzichtgevende behandeling.

In de forensische psychiatrie komt er vaak nog een extra factor bij die het wantrouwen van allochtone patiënten jegens autochtone hulpverleners kan voeden: onbewust racisme in het justitiële systeem. Expliciet werd hiervan melding gemaakt in het Engelse Prins Report *Big, Black and Dangerous?* (Special Hospital Service Authority, 1993). Aanleiding hiervoor was een onderzoek naar het overlijden van drie Caribische patiënten in een *special hospital*, vergelijkbaar met een Nederlandse TBS-kliniek, die na onenigheid met de staf met geweld waren gesepareerd. Openlijk racisme van personeel tegen patiënten werd in het rapport niet geconstateerd, maar wel discriminatie van minderheidsgroepen op instituutsniveau. Uit studies blijkt dat allochtonen relatief vaker door de politie worden aangehouden en gearresteerd dan autochtonen (Cope, 2001; Grapendaal, 1989; Maas & Stuyling de Lange, 1989; Rovers, 1999; Timmerman, 1989). Ze krijgen minder vaak alleen een waarschuwing en worden vaker voorgeleid. Ze worden vaker beschuldigd van zwaardere misdrijven en blijven langer in verzekerde bewaring. Ze zitten langere gevangenisstraffen uit. Allochtone justitiabelen voelen zich door dit alles gediscrimineerd en uiten hun frustraties daarover. Binnen het justitiële systeem treffen ze echter een sterke oververtegenwoordiging aan van autochtone ambtenaren, zoals gevangenispersoneel en rechters, die op hun beurt, vaak uit angst voor het 'vreemde', extra streng optreden tegen age-

rende allochtone justitiabelen. Sommigen twijfelen echter aan deze bevindingen, aldus Bovenkerk (2003). Hij komt tot de conclusie dat selectiviteit wel degelijk een rol speelt binnen het Nederlandse justitiële apparaat, maar in welke mate blijft onduidelijk.
Hoe kunnen hulpverleners het wantrouwen van allochtone patiënten in de forensische psychiatrie verminderen? Twee wegen staan daarvoor open. Die van het communicatief universalisme is niet reëel omdat dat zou betekenen dat een autochtone hulpverlener in dialoog moet gaan met een allochtone patiënt om consensus te bereiken over nieuwe gedeelde gedragsnormen. De weg die overblijft is die van het *communicatief relativisme*. Beide partijen dienen te beseffen dat dé juiste omgangsvormen niet bestaan, omdat ieder mens vanuit zijn eigen cultuur hiervoor regels en normen heeft meegekregen. In sommige culturen geven mannen geen hand aan een vrouw, in andere wel. Het een is niet beter dan het andere. Vanuit dit besef zoeken beiden samen naar een omgangsvorm die voor elk van hen acceptabel is. Ze hoeven het niet volledig eens te worden met elkaar, een compromis is voldoende. Dit klinkt wellicht erg ideaaltypisch voor een forensisch-psychiatrische setting. Veel forensisch-psychiatrische patiënten zijn daartoe niet bereid of in staat. De vertrouwensrelatie is er echter ook al mee gebaat wanneer de hulpverlener, indien hij verschillen in opvattingen en normen bij de allochtone patiënt bespeurt, deze expliciet aan de orde probeert te stellen. Door alleen al tegen een patiënt uit een andere cultuur te zeggen dat je beseft dat hij zich wellicht niet helemaal thuis voelt binnen de Nederlandse cultuur, voelt laatstgenoemde zich gerespecteerd. Hij bemerkt dat de hulpverlener zich in hem heeft verdiept. Via een proces van 'geven en nemen' kunnen beide partijen tot een compromis proberen te komen waar beiden mee kunnen leven. Zo'n poging tot overleg kan al een waardevolle ervaring zijn voor patiënten binnen een forensische setting waarin hun sowieso een groot aantal regels en beperkingen opgelegd wordt waarover geen discussie mogelijk is. Werken met allochtone patiënten betekent eigen grenzen verleggen en oprekken. Minder strikt vasthouden aan eigen normen betekent meer ruimte bieden aan de ander. Waarom zou men niet proberen tegemoet te komen aan de wens van een allochtone patiënt om zijn problemen te bespreken met een oudere medewerker van het eigen geslacht, ook al heerst in Nederland de norm dat op het gebied van leeftijd en geslacht in principe geen onderscheid mag worden gemaakt.

Cultuur, diagnostiek en delict

In fase 2 van het geneeskundig handelen moet de forensisch psychiater een diagnose stellen en het delictrisico inschatten door middel van een delictanalyse. De bouwstenen voor dit alles zijn het verhaal van en over de patiënt, zijn voorgeschiedenis en zijn gedrag onder uiteenlopende omstandigheden, aangevuld met bevindingen uit het lichamelijk onderzoek. Verhalen en gedrag worden beïnvloed door cultuur. Wanneer de diagnosticus onvoldoende bekend is met de cultuur van de patiënt kan hij gemakkelijk op een dwaalspoor worden gebracht. Zo vond Zola (1966) bij Ierse en Italiaanse patiënten met een en dezelfde ziekte grote verschillen in diagnostische opvattingen. Italiaanse dokters zagen bij Ierse patiënten meer depressies omdat Ieren geen woord te veel zeggen bij de dokter,

terwijl Ierse dokters bij Italiaanse patiënten meer hypomane of manische toestanden veronderstelden omdat Italianen 'woorden tekortkomen' bij het uiten van hun ziektegevoel.
Ook kan een en dezelfde pathogene stimulus grote interculturele variaties in ziektebeleving en ziekte-uitingen tot gevolg hebben. Carr en Vitaliano (1985) beschreven drie verschillende pathologische reactiepatronen op een type *life event* dat men veel tegenkomt in de forensische psychiatrie, namelijk een ernstige krenking met gezichtsverlies of het schenden van de eer. In de joods-christelijke cultuur leidt zo'n krenking veelal tot een depressie, in de Chinese cultuur tot een neurastheen beeld en in de Maleisische cultuur kan ze leiden tot een heftige agressieve uitbarsting ('amok'). Op grond hiervan zou men theoretisch kunnen veronderstellen dat onder Maleisische mensen in zulke omstandigheden het risico op gewelddadige handelingen vanwege hun cultuur hoger is dan onder autochtone Nederlanders.
De invloed van cultuur op psychopathologische uitingsvormen wisselt, afhankelijk van het type diagnose. Lamberts en Okkes (1999) onderscheiden vijf soorten of typen pathologie:
Type 1: de zogenaamde *pathologische diagnoses*. Het betreft ziekten die los van het verhaal van de patiënt vastgesteld kunnen worden op basis van een kenmerkend organisch substraat, zoals de ziekte van Huntington of het syndroom van Down.
Type 2: de *pathofysiologische diagnoses*. Het gaat hier om aandoeningen met lichamelijke afwijkingen, zoals bij type 1, maar met vloeiende overgangen tussen ziek en gezond, zoals middelenmisbruik of een alcoholdelier.
Type 3: de *symptoomdiagnoses*. Deze worden gesteld op basis van kenmerkende fenomenen in het verhaal en het gedrag van de patiënt, zoals een depressie of een psychose.
Type 4: de *syndroomdiagnoses*. Hier gaat het om ingewikkelde clusters van symptomen die, net als bij de symptoomdiagnoses, slechts op basis van verhalen en gedrag kunnen worden gesteld. Voorbeelden zijn schizofrenie, persoonlijkheidsstoornissen en seksuele stoornissen.
Type 5: hieronder valt *psychosociaal bepaald probleemgedrag*. De grens tussen ziek en gezond is hier vaag, zoals bij aanpassingsstoornissen met een angstige stemming ten gevolge van huwelijksproblemen of een verstoorde werkrelatie.

Algemeen geldt dat hoe meer een ziekte kan worden vastgesteld aan de hand van lichamelijke afwijkingen (type 1 en 2), des te minder de cultuur van de patiënt de diagnostiek beïnvloedt. Hoe meer men bij het vaststellen van een ziekte moet afgaan op het verhaal en het gedrag van de patiënt (type 3-5), des te moeilijker wordt het diagnosticeren bij patiënten uit een andere cultuur. In de forensische psychiatrie komt men veel stoornissen van de laatste typen tegen. Denk aan psychotische stoornissen, persoonlijkheidsstoornissen en seksuele stoornissen. Met name persoonlijkheidsstoornissen zijn moeilijk vast te stellen bij mensen uit andere culturen, omdat de diagnostische criteria vaak doortrokken zijn van westerse normen en waarden. Neem bijvoorbeeld de afhankelijke persoonlijkheidsstoornis. In een individualistische cultuur waarin iedereen in principe zijn eigen zaken moet kunnen regelen en dus een gezonde dosis assertiviteit nodig heeft om te overleven, lijdt iemand sneller aan deze stoornis dan in een groepscultuur, waarin het meer tot de norm behoort gehoorzaamheid te betrachten jegens gezagsdragers, ouders of ouderen die de beslissingen nemen. Dit wordt bevestigd in onderzoek van Komen (2003). Deze auteur vond een significante samenhang tussen de etnische afkomst van de verdachten en de moeilijkheden die psychiaters hebben in het kader van hun onderzoek *Pro Justitia* naar de persoonlijkheid van de verdachten. Hoe moet men zich een oordeel vormen over allochtone justitiabelen die hun relaas op een zakelijke manier vertellen, geen emoties tonen, geen schuld bekennen ook al is het bewijs geleverd en geen spijt of schuldgevoel lijken te hebben? Hebben zulke mensen een hoger delictrisico? Of is dit in hun cultuur de gebruikelijke manier van communiceren over delicten met vreemden als slachtoffer?

Hoe zouden deze diagnostische problemen benaderd kunnen worden? Zoals gezegd hoeven hulpverlener en allochtone patiënt bij het aangaan van een vertrouwensrelatie (fase 1) niet tot consensus te komen inzake gedragsnormen. Het is voldoende wanneer beide partijen in een communicatief-relativistische dialoog – via een proces van geven en nemen – tot een gedragscompromis komen waarin beiden zich kunnen vinden. Bij professionele diagnostiek ligt dat anders. Een strikt communicatief-relativistische benadering van diagnostische problemen zou betekenen dat de professionele diagnostische kennis van de psychiater in beginsel gelijk wordt gesteld aan de kennis van de patiënt over zijn ziekte. Dit ontneemt de psychiater zijn houvast om professioneel te werken en is niet in het belang van de patiënt of van de samenleving. De forensisch psychiater wordt nu juist ingeschakeld omdat men ervan uitgaat dat deze door zijn training meer weet van psychiatrische ziekten dan de patiënt en beter het delictrisico kan inschatten dan de rechter.

De diagnostische problemen in de transculturele forensische psychiatrie dienen daarom benaderd te worden vanuit een *communicatief-universalistisch* perspectief. Dat betekent dat partijen tot consensus moeten zien te komen, waarin de professionele stem van de psychiater in de dialoog in beginsel belangrijker is dan die van de patiënt of de verdachte. Het gewicht van het psychiatrisch oordeel is ook hier echter afhankelijk van het type aandoening. Bij de diagnostiek type 1 en 2 is dat gewicht groot omdat de psychiater een stevig houvast heeft aan de uitkomst van het lichamelijk onderzoek. Dat ligt anders bij de typen 3-5. Bij deze aandoeningen wordt de stem van de patiënt en zijn omgeving belangrijker, omdat deze aandoeningen, zoals gezegd, uitsluitend kunnen worden vastgesteld aan de hand van de fenomenen in het (cultuurgebonden) verhaal en het gedrag van de patiënt. Aan deze fenomenen verbindt de patiënt of verdachte betekenissen die soms niet goed worden begrepen door een psychiater die de cultuur van de patiënt onvoldoende kent.

Een simpel voorbeeld kan het bovenstaande illustreren. Een bevestigend antwoord van iemand uit de Nederlandse cultuur op de vraag of hij de afgelopen tijd meer dan gewoonlijk heeft gehuild kan wijzen op een depressieve stemming. Een bevestiging op dezelfde vraag uit de mond van een Ethiopiër kan daarentegen betekenen dat deze de afgelopen tijd veel rouwceremonies heeft bijgewoond: daarbij wordt ritueel gehuild. Dan zegt 'ja' dus weinig over sombere gevoelens bij hem. Men kan hem beter vragen of hij 's avonds nog wel zijn vrienden opzoekt om met hen te praten; bijna iedereen in zijn cultuur doet dat namelijk. Dit nalaten geeft veel méér aanwijzingen dat er iets mis is met betrokkene. Voor het stellen van een diagnose op basis van verhalen en gedrag (typen 3-5) moet de psychiater voldoende zicht hebben op de betekenis die de patiënt aan zijn verhaal en gedrag verbindt. Men kan daarvoor op het internet zoeken en boeken lezen over de cultuur waar de patiënt toe behoort. Maar deze informatie is vaak te algemeen. Dé Turk bestaat niet, evenmin als dé Fries. Het beste is om bij de patiënt zelf te rade te gaan of bij mensen uit de directe omgeving en de cultuur van de patiënt. Dan krijgt men informatie 'op maat' die specifiek betrekking heeft op de culturele achtergrond van de patiënt.

Een ander voorbeeld kan dit verder verduidelijken. Afrikanen klagen soms over vreemde knagende gevoelens in hun hoofd. Ze kunnen dit gevoel nauwkeurig lokaliseren en beschrijven. Ze zijn er vast van overtuigd dat er iets vreemds in hun hoofd zit dat daar niet thuishoort. Bij lichamelijk onderzoek vindt men geen enkele afwijking. Wijzen deze klachten op schizofrenie? Ja, volgens de westerse diagnostische regels van de DSM doen ze dat, omdat men aan schizofrenie moet denken bij minimaal één duidelijke of twee wat minder duidelijke wanen en/of hallucinaties die gedurende ten minste een maand aanwezig zijn. Nee, volgens mensen uit de cultuur van de patiënt. Dit soort ziektebelevingen komt daar veel voor en betekent geenszins verlies van contact met de realiteit. Mensen met deze klachten zijn daarom in die cultuur niet 'gek' (psychotisch). Bij het vaststellen van wanen gaat het er dus niet om of de patiënt het contact met de realiteit van de onderzoekende (autochtone) psychiater heeft verloren, maar of mensen uit de cultuur van de patiënt hem niet meer kunnen volgen (Kortmann, 1986).

Transculturele forensische diagnostiek verloopt in drie stappen. Allereerst moet de psychiater het gedrag van de patiënt observeren en de klachten van de patiënt registreren in diens eigen ziekte-idioom (*idioms of distress*). Vervolgens dient hij na te gaan welke betekenissen de patiënt en zijn omgeving hechten aan de gepresenteerde fenomenen. Daarna bepaalt hij of deze voldoende overeenkomen met de betekenissen van de westerse tekens, ofwel de diagnostische criteria van de DSM. Is dat het geval dan mag hij besluiten tot een DSM-diagnose. Hier volgt een voorbeeld ter illustratie. Kleinman (1980) constateerde dat de betekenis van de uitingen van patiënten met 'neurasthenie' in Taiwan voor 70-80% overlapt met de fenomenen die patiënten uit de westerse cultuur gebruiken om een depressie tot uitdrukking te brengen. Kleinman vindt het daarom verantwoord om bij patiënten met neurasthenieklachten in Taiwan de westerse diagnose 'depressie' te stellen en daarop een behandeling in te stellen. Vertoont het gepresenteerde beeld te weinig overeenkomst met de DSM-criteria dan heeft men te maken met een cultuurgebonden syndroom. Een voorbeeld is *koro*. Dit beeld ziet men soms bij mannen in Zuid-Oost Azië. Ze raken erover in paniek dat hun geslachtsorgaan zich in hun buikholte zal terug trekken, met de dood tot gevolg. Zulke beelden hebben onvoldoende overeenkomst met die welke in de westerse psychiatrie beschreven zijn. Bij patiënten met dergelijke symptomen dient men iemand in te schakelen uit de eigen cultuur van de patiënt. Hetzelfde geldt voor de inschatting van afname van delictrisico. Het is niet vanzelfsprekend dat de westerse normen, zoals het kunnen praten over het delict, het kunnen rouwen, spijt betuigen, de behoefte voelen om het goed te maken, zonder meer bruikbaar zijn bij allochtone patiënten. Ook hier dient men op een antropologische manier na te gaan welke betekenissen de patiënt en zijn omgeving hechten aan de gepresenteerde 'tekens', c.q. welke tekens in de cultuur van de patiënt duiden op afname van het delictrisico.

Cultuur en behandeling

De derde fase van het geneeskundig proces betreft de uitvoering van de geplande behandeling. Een psychiatrische behandeling moet ten minste aan twee voorwaarden voldoen. Ze moet professioneel zijn, dat wil zeggen voldoen aan de *state of the art* van het vak, met het oog op de effectiviteit. En ze moet in voldoende mate aansluiten bij de verwachtingen van de patiënt, met het oog op diens motivatie en therapietrouw. Wat dat laatste betreft dienen hulpverleners hun professionele behandeling aan allochtone patiënten aan te bieden in 'verpakkingsmateriaal', dat wil zeggen in terminologie en concepten die door laatstgenoemden herkend en geapprecieerd worden. In de forensische psychiatrie vraagt inspelen op de verwachtingen van allochtone patiënten speciale aandacht. Velen van hen hebben slechte ervaringen met de psychiatrie. Cope (2001) beschrijft dat 70-80% van alle delinquenten in Groot-Brittannië een psychiatrische voorgeschiedenis heeft, maar op het moment dat ze gearresteerd werden had 33-50% van hen geen contact meer met de geestelijke gezondheidszorg. Bij veel allochtone delinquenten was het eerdere contact met de psychiatrie een gedwongen opname in een psychiatrisch ziekenhuis. Een groot aantal van hen had het ziekenhuis tegen advies voortijdig verlaten, omdat ze zich daar absoluut niet thuis voelden. In Nederland is dit niet veel anders. Ook bij ons schiet de psychiatrische hulpverlening aan allochtonen nog steeds ernstig tekort (Raad voor de Volksgezondheid en Zorg, 2000). Het percentage vrijwillige opnames van Antillianen en Surinamers blijft achter bij dat van autochtone Nederlanders. Hun gemiddelde opnameduur is korter en ze gaan vaker tegen advies met ontslag. Allochtone patiënten krijgen vaker dan autochtone het label niet-coöperatief, gevaarlijk en onvoorspelbaar (Cope, 2001). Ze worden daarom meer restrictief behandeld. Hun verwachtingen inzake de psychiatrie zijn vaak niet erg hoog gestemd. Hulpverleners in de forensische psychiatrie doen er goed aan om allochtone patiënten altijd te vragen naar eerdere ervaringen in de psychiatrie, om vervolgens via goede voorlichting realistische verwachtingen over de behandeling te kunnen wekken.

Om in te kunnen spelen op de cultuurgebonden verwachtingen van allochtone patiënten moeten hulpverleners kennis hebben van de verklaringsmodellen van de patiënten voor hun ziekten. Een voorbeeld uit de algemene geneeskundige praktijk kan dit verhelderen. In sommige culturen gelooft men dat epilepsie wordt veroorzaakt door boze geesten. Behandelen van epilepsie volgens de *state of the art* betekent anti-epileptische medicatie voorschrijven. Doet men dit echter zonder op enige manier te refereren aan het conceptuele denkkader van de patiënt over zijn ziekte dan zal dit hoogstwaarschijnlijk snel tot medicatie-ontrouw leiden. De antropologische kennis die hulpverleners nodig hebben voor cultuursensitief behandelen is moeilijk uit boeken te halen of via het internet te krijgen. Men vervalt snel in algemeenheden en culturele stereotypieën. Effectiever is het om er met de patiënt zelf over te praten. Cultuursensitief behandelen vraagt dus ten dele ook om een communicatief-relativistische benadering. Hulpverlener en allochtone patiënt moeten proberen tot een behandelcompromis te komen dat én professioneel is én voldoende zinvol is voor de patiënt met het oog op diens therapietrouw.

Inspelen op de verwachtingen van de patiënt betekent ook dat de hulpverlener zijn rolgedrag daarop aanpast. In het rolgedrag van hulpverleners zijn grofweg twee varianten te onderscheiden, egalitair en paternalistisch (Kortmann, 2000). In de westerse cultuur wordt momenteel egalitair rolgedrag benadrukt, conform de Wet Geneeskundige Behandelovereenkomst (WGBO). De autonome patiënt sluit een dienstverleningsovereenkomst met zijn hulpverlener, na goed te zijn geïnformeerd. Veel patiënten uit niet-westerse culturen, maar ook patiënten uit de westerse cultuur – denk aan ouderen en lager opgeleiden – hebben vaak meer vertrouwen in een paternalistische benadering. Ze zien een professionele hulpverlener als autoriteit die de kennis bezit, en tegenover wie ze zich afhankelijk kunnen opstellen. Ook hier geldt dat autochtone hulpverleners in gesprek moeten gaan met allochtone patiënten om te weten te komen wat ze passend rolgedrag vinden. Dit plaatst hen soms voor een dilemma. Om goed in te kunnen spelen op de verwachtingen van de allochtone patiënt hebben ze hen enerzijds nodig als kennisbron van hun cultuur. Anderzijds zien allochtone patiënten hun hulpverlener graag als alwetende die hun kan vertellen wat er aan de hand is en wat er moet gebeuren.

Conclusie

We gaan terug naar de centrale vragen voor de praktijk. In hoeverre kunnen allochtone patiënten profiteren van (baat hebben bij) de bestaande Nederlandse forensisch-psychiatrische voorzieningen, conform het universalistische standpunt, en in hoeverre zijn er aanpassingen nodig, conform het relativistische standpunt? En hoe zouden deze aanpassingen in het laatste geval gerealiseerd moeten worden? Het antwoord hangt af van een aantal factoren. Naarmate het cultuurverschil tussen hulpverlener en patiënt groter is ontstaan er gemakkelijker problemen bij het winnen van vertrouwen vanwege verschillen in normen en waarden. Om deze problemen het hoofd te bieden moeten hulpverleners voldoende tijd uittrekken om, binnen de bestaande regels van de forensische instelling, zo veel mogelijk samen met de patiënt te zoeken naar een manier van omgaan met elkaar waarin beiden zich kunnen vinden en waardoor het vertrouwen van de patiënt in de hulpverlener toeneemt. Ze dienen zich te realiseren dat de motivatie voor behandeling hier voor een belangrijk deel van afhangt.

In de diagnostische fase en in de behandelfase kunnen zich moeilijkheden voordoen in de hulpverlening aan allochtone patiënten. In de forensische psychiatrie is de kans hierop extra groot omdat de typen stoornissen die daar veel voorkomen vaak een sterke culturele component hebben. Overleg met mensen die de cultuur van de patiënt goed kennen is vaak noodzakelijk om tot een goede diagnose, een betrouwbare inschatting van het delictrisico en een aansprekende behandeling te komen. Slechte ervaringen met eerdere psychiatrische bemoeienis vereisen uitgebreide voorlichting aan de patiënt.

Het eerder genoemde *Prins Report* (Special Hospital Service Authority, 1993) kwam met de volgende vier aanbevelingen die goed in de Nederlandse forensische psychiatrie overgenomen zouden kunnen worden:

1 gelijke behandeling van patiënten uit verschillende culturen;
2 monitoring van diagnoses en medicatiebeleid van patiënten uit minderheidsgroepen;
3 opneming van meer allochtone medewerkers in de staf;

4 aanstelling van een 'aandachtsfunctionaris' voor etnische minderheden, met als taak scholing en bijscholing van medewerkers in attitude, kennis en vaardigheden op dit terrein.

Het groeiende aantal allochtone forensisch-psychiatrische patiënten vraagt om een spoedige en grondige *interculturalisatie* van de forensische psychiatrie in Nederland.

Literatuur

Bovenkerk, F. (2002). Essay over de oorzaken van allochtone misdaad. In J. Lucassen & A. de Ruijter (red.), *Nederland multicultureel en pluriform?* (p. 209-246). Amsterdam: Aksant.

Bovenkerk, F. (2003). *Over de oorzaken van allochtone misdaad.* In F. Bovenkerk, M. Komen & Y. Yesilgoz (red.), *Multiculturaliteit in de strafrechtspleging* (p. 29-58). Den Haag: Boom.

Carr, J.E., & Vitaliano, P.P. (1985). *Theoretical implications of converging data on depression and the culture-bound syndromes.* In A. Kleinman & B. Good (Eds.), *Culture and depression* (p. 244-266). Berkeley, CA: University of California Press.

Cope, R. (2001). Forensic psychiatry. In D. Bhugra & R. Cochrane (Eds.), *Psychiatry in multicultural Britain* (p. 264-273). London: Gaskell.

Gebsattel, V.E. von (1954). *Der Personalen Faktor des Heilungsprocesses. Prolegomena einer medizinischen Anthropologie.* Berlin: Springer Verlag.

Grapendaal, M. (1989). Etniciteit en penitentiaire inrichtingen: Een overzicht. *Justitiële Verkenningen, 15,* 17-39.

GGz Nederland/Trimbos-Instituut en Nederlands Centrum Buitenlanders (2001). *Een onvoldoende voor interculturalisatie.* Utrecht: GGz Nededrland.

Habermas, J. (1971). *Theorie und Praxis.* Frankfurt am Main: Suhrkamp.

Junger-Tas, J. (2002). Etnische minderheden, maatschappelijke integratie en criminaliteit. In J. Lucassen & A. de Ruijter (red.), *Nederland multicultureel en pluriform?* (p. 247-278). Amsterdam: Aksant.

Kleinman, A.M. (1980). *Patients and healers in the context of culture.* Berkeley, CA: University of California Press.

Kleinman, A.M. (1996). *How is culture important for DSM-IV?* In J. Mezzich, A. Kleinman, H. Fabrega & D. Parron (Eds.), *Culture and psychiatric diagnosis* (p. 15-26). Washington: American Psychiatric Press.

Komen, M. (2003). *Psychiatrische rapportage Pro Justitia.* In F. Bovenkerk, M. Komen & Y. Yesilgoz (red.), *Multiculturaliteit in de strafrechtspleging* (p. 126-136). Den Haag: Boom.

Kortmann, F.A.M. (1986). *Problemen in transculturele communicatie: De Self Reporting Questionnaire en de psychiatrie in Ethiopië.* Assen: Van Gorcum.

Kortmann, F.A.M. (2000). Beschouwingen over paternalisme en autonomie in de psychiatrie. *Tijdschrift voor Psychiatrie, 42,* 319-326.

Kortmann, F.A.M. (2003). *Interculturele Geestelijke Gezondheidszorg in Nederland. Een studie naar de 'state of the art' van de transculturele hulpverlening.* Rotterdam: Mikado.

Lamberts, M., & Okkes, J.M. (1999). Posttraditionele geneeskunde: Onderhandelen over klacht, diagnose en therapie. *Nederlands Tijdschrift voor Geneeskunde, 143,* 2404-2408.

Maas, C.J., & Stuyling de Lange, J. (1989). Selectiviteit in de rechtsgang van buitenlandse verdachten en verdachten die behoren tot etnische groepen. *Tijdschrift voor Criminologie, 31,* 1-13.

Ministerie van Justitie (2001). *De terbeschikkingstelling in maat en getal.* Den Haag: Ministerie van Justitie, Afdeling Informatieanalyse en Documentatie.

Procee, H. (1991). *Over de grenzen van culturen: Voorbij universalisme en relativisme.* Meppel: Boom.

Raad voor de Volksgezondheid en Zorg (2000). *Interculturalisatie van de gezondheidszorg.* Zoetermeer: RVZ.

Rovers, B. (1999). *Klassejustitie. Overzicht van onderzoek naar de selectiviteit in de Nederlandse strafrechtsketen.* Rotterdam: Faculteit der Rechtsgeleerdheid.

Short, J.F. (1997). *Ethnicity and violent crime.* Boulder, CO: Westview Press.

Special Hospital Service Authority (1993). *Report of the Committee of Inquiry into the death in Broadmoor Hospital of Orville Blackwood and a review of the deaths of two other Afro-Caribbean patients. 'Big, black and dangerous?'. The Prins Report.* London: HMSO.

Timmerman, H. (1989). Minderheden voor de rechter. *Tijdschrift voor Criminologie, 31,* 1-13.

Young, J. (1999). *The exclusive society: Social exclusion, crime and difference in late modernity.* London: Sage.

Zola, I. (1966). Culture and symptoms: An analysis of patients' presenting complaints. *American Sociological Review,* 3, 615-630.

Register

R

S

Personalia

Mevrouw dr. L.M.C. van den Bosch, klinisch psycholoog, is als circuitmanager behandeling werkzaam in forensisch-psychiatrisch centrum Oldenkotte. Zij is geregistreerd klinisch psycholoog en psychotherapeut en hoofdtrainer/supervisor Dialectische Gedragstherapie, een behandelprogramma voor chronisch suïcidale borderline cliënten. Zij is in 2003 gepromoveerd op een onderzoek naar de effectiviteit van DGT bij verslaafde en niet-verslaafde vrouwen, lijdend aan de borderline persoonlijkheidsstoornis.

Drs. R.E. Breuk, psychiater, is werkzaam als clustermanager/kinder- en jeugdpsychiater bij De Bascule te Amsterdam.

Mevrouw A.E. van Dam is als gezinstherapeut en FFT-supervisor verbonden aan de polikliniek en het dagbehandelingscentrum voor forensische jeugdpsychiatrie van De Bascule te Amsterdam. Daarnaast heeft zij een eigen praktijk als contextueel therapeut en is zij supervisor en docent bij de Voorgezette Opleiding, onderdeel van Pro Education/Hogeschool van Amsterdam.

Mevrouw drs C.M. Disse, psycholoog, is werkzaam als onderzoeker/psycholoog bij het dagbehandelingscentrum voor forensische jeugdpsychiatrie van De Bascule te Amsterdam.

Prof. dr. Th.A.H. Doreleijers is hoogleraar kinder- en jeugdpsychiatrie aan het VUMC Amsterdam en opleider kinder- en jeugdpsychiatrie bij De Bascule te Duivendrecht. Daarnaast is hij voorzitter van EFCAP, de Europese vereniging van jeugd-forensische gedragsdeskundigen.

Drs. A.L. le Grand is als gezondheidszorgpsycholoog en gedragstherapeut verbonden aan Hoeve Boschoord, een behandelkliniek gespecialiseerd op het gebied van diagnostiek en behandeling van sterk gedragsgestoorde, licht verstandelijk gehandicapte en zwakbegaafde mensen. Hij is behandelverantwoordelijke van een afdeling voor zwakbegaafde en licht verstandelijk gehandicapte plegers van seksueel misbruik. Daarnaast is hij hoofd van de afdeling Trainingen & Therapieën.

Mevrouw drs. M.P.M. den Haan is werkzaam als psychiater in het Forensisch-psychiatrisch centrum van de stichting Geestelijke Gezondheidszorg Eindhoven en omstreken (GGzE). Zij is tevens geregistreerd als psychotherapeut en gedragstherapeut.

Dr. mr. M. Hildebrand was van eind 1996 tot begin 2004 als wetenschappelijk onderzoeker verbonden aan de Dr. Henri van der Hoeven Kliniek te Utrecht. Hij voerde daar zijn promotie-onderzoek *Psychopathy in the treatment of forensic psychiatric patients: Assessment, prevalence, predictive validity, and clinical implications* uit en promoveerde in 2004 aan de Universiteit van Amsterdam. Hij is als projectleider Validering risicotaxatie-instrumenten in de TBS verbonden aan het Expertisecentrum Forensische Psychiatrie (EFP) te Utrecht.

Prof. dr. F.A.M. Kortmann is hoogleraar transculturele psychiatrie aan de Radboud Universiteit in Nijmegen. Daarnaast is hij als consultant werkzaam voor binnenlandse en buitenlandse organisaties die werkzaam zijn op het gebied van de geestelijke gezondheidszorg en traumabehandeling in Derde-wereldlanden. Hij is lid van de sectie TBS van de Raad voor de Strafrechtstoepassing en Jeugdbescherming.

Mevrouw dr. S.M.M. Lammers, klinisch psycholoog, is verbonden aan het Forensisch-psychiatrisch centrum Oldenkotte als hoofd van de afdeling Onderzoek Zorgontwikkeling en Opleidingen. Zij is gepromoveerd op een studie naar alcoholproblemen bij vrouwen.

Mevrouw drs. B.H.M. Lutjenhuis werkt sinds 1990 in de forensische zorg voor zwakbegaafde en licht verstandelijk gehandicapte delictplegers en doet onder meer onderzoek naar seksueel delinquenten in deze doelgroep.

Mevrouw prof. dr. C. de Ruiter, klinisch psycholoog NIP/gedragstherapeut, was van september 1999-2004 als bijzonder hoogleraar Forensische psychologie verbonden aan de faculteit der Maatschappij- en Gedragswetenschappen, Universiteit van Amsterdam. Zij is op dit moment werkzaam als programmahoofd Nationale Monitor Geestelijke gezondheid bij het Trimbos-instituut *(Netherlands Institute of Mental Health and Addiction).* Vanaf medio 2005 is zij als bijzonder hoogleraar Forensische psychologie verbonden aan de Universiteit Maastricht. Zij houdt zich de laatste jaren vooral bezig met wetenschappelijk onderzoek en instrumentontwikkeling op het gebied van geweldspreventie (www.trimbos.nl/default11436.html).

Drs. E.A. Solodova is gz-psycholoog in opleiding en doet promotieonderzoek naar de diagnostiek van sociaal-emotioneel functioneren van licht verstandelijk gehandicapten.

Dr. M. Spreen, socioloog-methodoloog, is verbonden aan de Dr. S. van Mesdagkliniek (TBS-kliniek) te Groningen. Hij voert daar wetenschappelijk onderzoek uit naar forensisch-psychiatrische behandelvormen, etiologie, risicotaxatie en sociale-netwerkanalyse.

Drs. A. Warnaar is als psycholoog-psychotherapeut verbonden aan de Ambulante Forensische Psychiatrie Noord-Nederland te Groningen en per 1 feburari 2005 aan de GGz Winschoten. Daarnaast is hij werkzaam in eigen praktijk onder meer als vast gerechtelijk deskundige.

Mevrouw dr. M.M. Wegelin werkt sinds 1996 als (gz-)psycholoog bij Stichting Toevluchtsoord, opvanghuis voor mishandelde en misbruikte vrouwen en kinderen. Van 2001 tot 2003 was zij tevens projectleider Daderbehandeling van het preventieprogramma Thuisfront in Noord-Nederland. Zij is medeontwikkelaar van de methodiek daderbehandeling van de Ambulante Forensische Psychiatrie Noord-Nederland. Zij promoveerde in 1991 op *Moeders en vaders, scheiden en delen.*

Made in United States
North Haven, CT
29 November 2025

83236549R00085